Schöne Haut

Mit den richtigen Anti-Aging-Tipps
länger jung aussehen

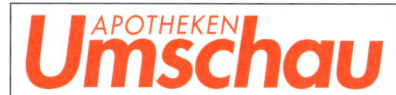

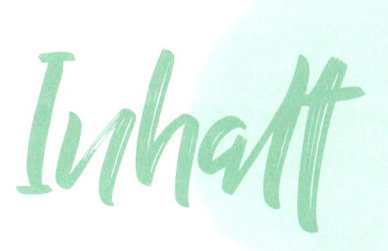

Inhalt

Liebe Leserin,

Kaum ein Wunsch ist so alt wie der, nicht zu altern. Schon die Griechen und Römer beschäftigten sich in der Antike intensiv mit dem Thema Anti-Aging und Schönheit. Archäologische Ausgrabungen förderten nicht nur 2000 Jahre alte Make-up-Töpfchen zutage – sogar die Inhaltsstoffe der enthaltenen Grundierungscreme konnten Forscher ermitteln: Der antike Primer bestand aus Fett, Stärke und Zinnoxid.

Während man damals mit drei Zutaten auskam, enthalten moderne Kosmetikprodukte unzählige Zusätze – verbunden mit unzähligen Versprechen. Wirkstoffe wie Hyaluronsäure, Retinol, Q10 oder Ceramide sollen die Haut nicht nur pflegen, sondern auch einen jugendlich straffen und strahlenden Teint zaubern. Was sich hinter den Begriffen verbirgt und welchen Effekt die Stoffe tatsächlich haben, erfahren Sie in diesem Buch.

Natürlich sollte die Pflege – und auch die Reinigung – auf den jeweiligen Hauttyp abgestimmt sein und berücksichtigen, ob man eher zu trockener, sensibler, zu fettiger oder zu Mischhaut neigt. Nur so kann sie die gewünschte Wirkung erzielen. Welchen Hauttyp Sie haben und welche Pflege die passende für Sie ist, finden Sie mit unserem Test heraus.

Zu einem gepflegten jugendlichen Aussehen trägt natürlich nicht nur eine strahlende Gesichtshaut bei. Auch Dekolleté, Körper, Hände, Füße und Haare profitieren von unserem ausgewogenen Anti-Aging-Konzept.

Und Kosmetik ist nicht alles! Auch der Lebensstil beeinflusst unser Hautbild: Rauchen, Feinstaub und Sonnenbaden lassen unsere Haut schnell alt aussehen. Eine ausgewogene Ernährung, moderate Bewegung sowie ausreichend Entspannung – und zwar ohne Smartphone und Fernseher – sind dagegen perfekte Begleiter auf dem Weg zu einem strahlenden Teint. Noch mehr: Sie tragen dazu bei, dass wir uns wohlfühlen in unserer Haut – und das ist ja das Wichtigste!

Wir wünschen Ihnen viel Freude beim Lesen und beim Ausprobieren unserer Tipps!

Dr. Nicole Lauscher

Dr. Dennis Ballwieser

strahlend schöne Haut von Kopf bis Fuß

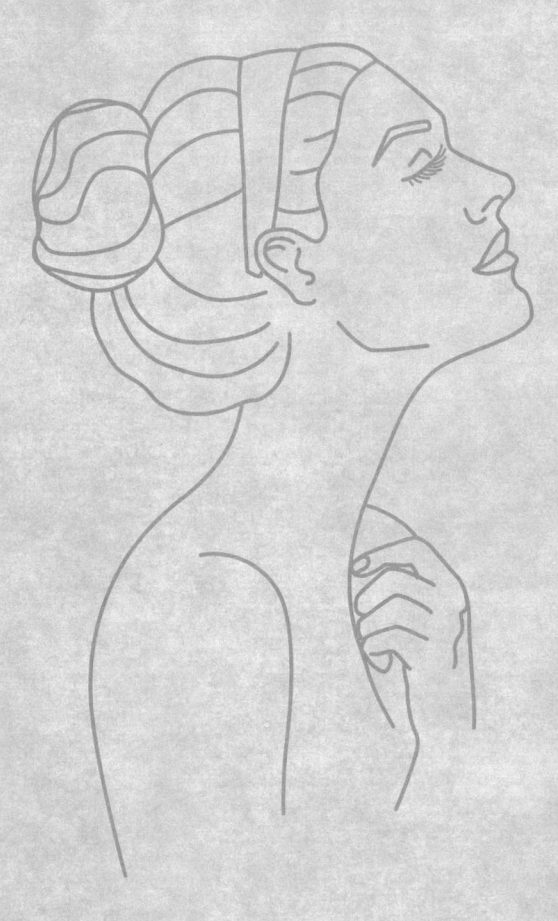

Unsere Haut

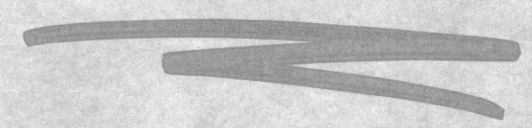

Als größtes Sinnesorgan steht sie in ständigem
Austausch mit ihrer Umgebung, um unseren
Körper zu schützen. Ein Wunderwerk mit bis zu
zweieinhalb Quadratmetern Fläche.

Die Haut:
unser größtes Sinnesorgan

Sie ist Schutzschild, Stimmungsanzeiger, Sinnesorgan, Temperatur- und Feuchtigkeitsbarriere zugleich. Mit einer Oberfläche von rund zwei Quadratmetern ist die Haut das größte Organ des Menschen.

Der Aufbau

Die Haut besteht aus drei Hauptschichten, die jeweils unterschiedliche Aufgaben haben. Man unterscheidet die Oberhaut (Epidermis), Lederhaut (Dermis) und Unterhaut (Subkutis).

Die Oberhaut bildet eine schützende **Hornschicht**. Das, was wir gemeinhin als Haut bezeichnen, ist nur der sichtbare Teil, denn genau genommen besteht sie aus mehreren Schichten, die sich ständig erneuern. Direkt unter der Hornschicht liegt die **Körnerschicht**. Hier fangen die Zellen an zu verhornen – d.h., die Zellen, die aus der Tiefe nachwachsen, sterben ab und werden nach oben geschoben. Auch Mikroorganismen werden in der Körnerschicht abgewehrt. Weiter unten schließt die **Keimschicht** an (bestehend aus **Stachelzell- und Basalschicht**), in ihr werden die neuen Zellen gebildet – die dann in rund 28 Tagen nach oben wandern (und immer flacher werden und dann die obere Hornschicht bilden). So wird immer neuen Zellen Platz gemacht – ein permanenter Verjüngungsprozess. In der Keimschicht finden sich auch die **Melanozyten**, die das Melanin zur Pigmentierung der Haut enthalten. Insgesamt ist die Epidermis meist nur etwa 0,1 Millimeter „dick" – wie ein Stück Papier.

Die Lederhaut liegt direkt unter der Basalschicht. Sie ist mit rund 0,6 Millimeter wesentlich dicker als die Oberhaut. Sie besteht aus zwei Schichten, der **Papillarschicht** und der **Netzschicht** – Bindegewebe mit kollagenen und elastischen Fasern, die für Festigkeit und Elastizität der Haut sorgen. Hier befinden sich auch **Blutgefäße**, durch die die Oberhaut mit Nährstoffen versorgt wird (die Oberhaut selbst besitzt keine Gefäße), sowie

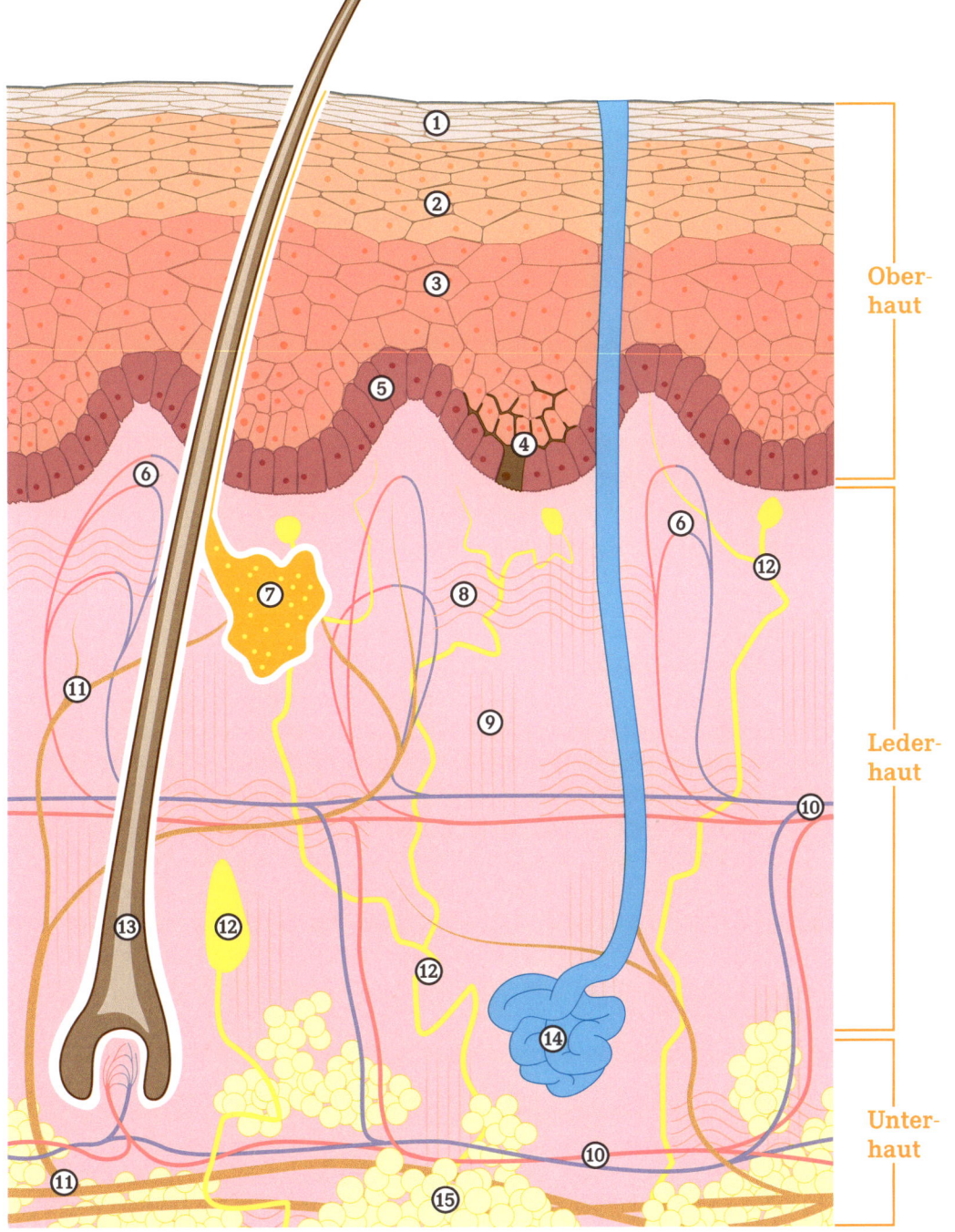

Ober-
haut

Leder-
haut

Unter-
haut

1. Hornschicht, 2. Körnerzellen,3. Stachelzellen, 4. Melanozyten, 5. Basalzellen, 6. Papillarschicht,
7. Talgdrüse, Bindegewebe mit 8. elastischen und 9. kollagenen Fasern, 10. Blutgefäße,
11. Lymphgefäße, 12. Nervenzellen, 13. Haarfollikel, 14. Schweiß- und Duftdrüse, 15. Fettgewebe.

Lymphgefäße. Diese Schicht ist verantwortlich für Feuchtigkeit und Spannkraft – und leidet am meisten z.B. unter Schäden durch die Sonne. Außerdem finden sich hier die **Nerven**, mit denen wir Sinneseindrücke wie Schmerz, Berührung, Temperatur oder Druck wahrnehmen, zudem **Haarfollikel** mit ihren Talgdrüsen sowie Fettzellen und Schweißdrüsengänge.

Die Unterhaut besteht aus lockerem **Bindegewebe** und **Fett** und ist von Blutgefäßen und Nerven durchzogen. Sie fungiert als Verschiebeschicht zu den darunterliegenden Strukturen, wie Knochen, Muskeln, Bänder und Sehnen. Das Unterhautfettgewebe dient dem Körper als Energiespeicher und zum Schutz vor Kälte. Hier befinden sich auch **Schweiß**-, **Talg**- und **Duftdrüsen**.

Die Funktionen

Die Haut als rund 10 bis 14 Kilogramm schwere Gewebeschicht bildet die wichtigste Schranke zwischen der Umwelt und unserem Innern. Sie verhindert unter anderem durch einen Film aus Fett und Feuchtigkeit, den die Talg- und Schweißdrüsen produzieren, dass Krankheitserreger eindringen. Dieser Film sorgt auch dafür, dass die Hautoberfläche geschmeidig bleibt und nicht austrocknet – er hat einen pH-Wert von etwa 4,1 bis 5,8. Daher bezeichnet man Hautpflegeprodukte, die diesem pH-Wert entsprechen, als „hautneutral". Die Haut hat aber noch mehr Abwehr zu bieten: Die Langerhans-Zellen in der Oberschicht spielen bei der Immunabwehr eine große Rolle. Oder die Melanozyten, die das Pigment Melanin produzieren, das tiefer liegende Hautzellen vor den schädlichen UV-Strahlen schützt.

Die Haut kann sogar „atmen": Über sie wird ständig, wenn auch nicht in großem Maße, Sauerstoff aufgenommen und Kohlendioxid abgegeben. Eine entscheidendere Rolle spielt sie bei der Regulierung der Körpertemperatur: Bei Hitze gibt sie über Schwitzen oder Verdunstung überschüssige Körperwärme nach außen ab – durch Verengung der Blutgefäße bei Kälte schützt sie vor Wärmeverlust. Und die Haut ist ein wichtiges Sinnesorgan. Über die Nervenendigungen leitet sie Berührungsreize ans Gehirn weiter. So kann sie uns vor Gefahren warnen (heiß!), schenkt uns aber auch wohlige Momente.

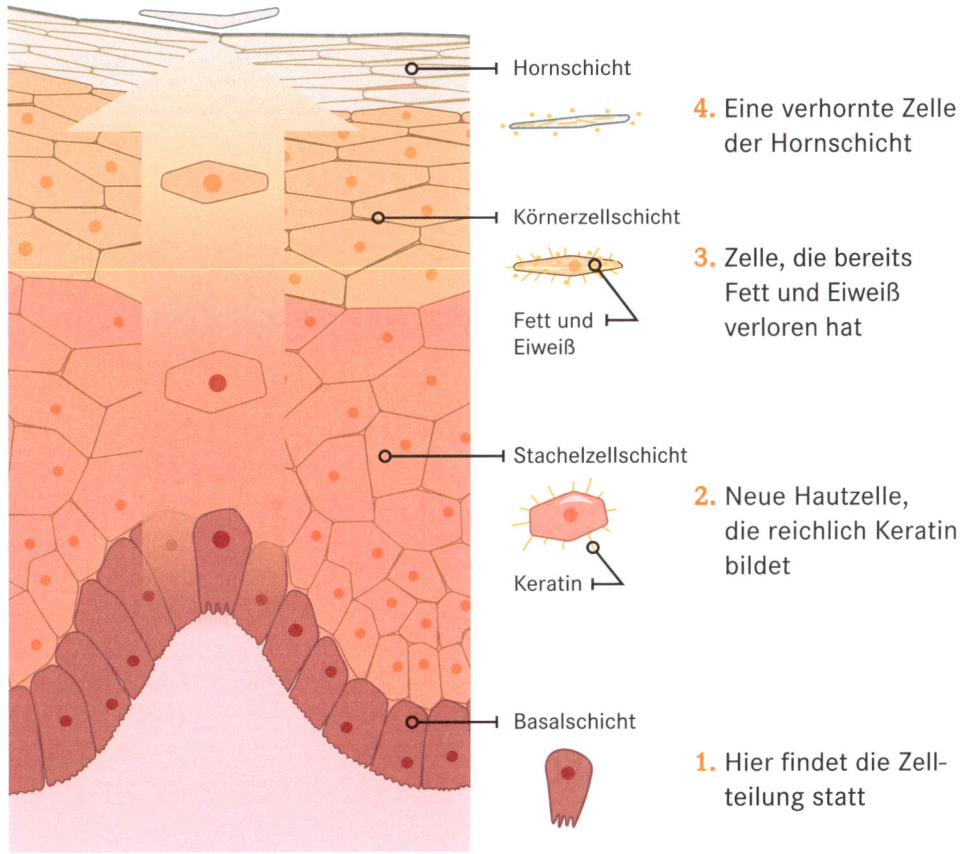

Hornschicht

4. Eine verhornte Zelle der Hornschicht

Körnerzellschicht

3. Zelle, die bereits Fett und Eiweiß verloren hat

Fett und Eiweiß

Stachelzellschicht

2. Neue Hautzelle, die reichlich Keratin bildet

Keratin

Basalschicht

1. Hier findet die Zellteilung statt

Günstig auf den Alterungsprozess der Zellen wirken ein gesunder Lebensstil und eine kalorienreduzierte Kost.

Hauterneuerung

Im Lauf von vier bis sechs Wochen erneuert sich die oberste Hautschicht (Epidermis) einmal komplett: In der untersten Schicht der Oberhaut, der Basalschicht, werden ständig neue Zellen gebildet (1). Dadurch werden die darüberliegenden Zellen kontinuierlich immer weiter nach oben geschoben und geben auf dem Weg dorthin Fett und Eiweiß ab (2 + 3). Die Folge: Sie trocknen langsam aus, verhornen und bilden so die Hornschicht (4; siehe auch S. 8). Tag für Tag stößt die Haut etwa bis zu 14 Gramm dieser toten Hornzellen ab.

11

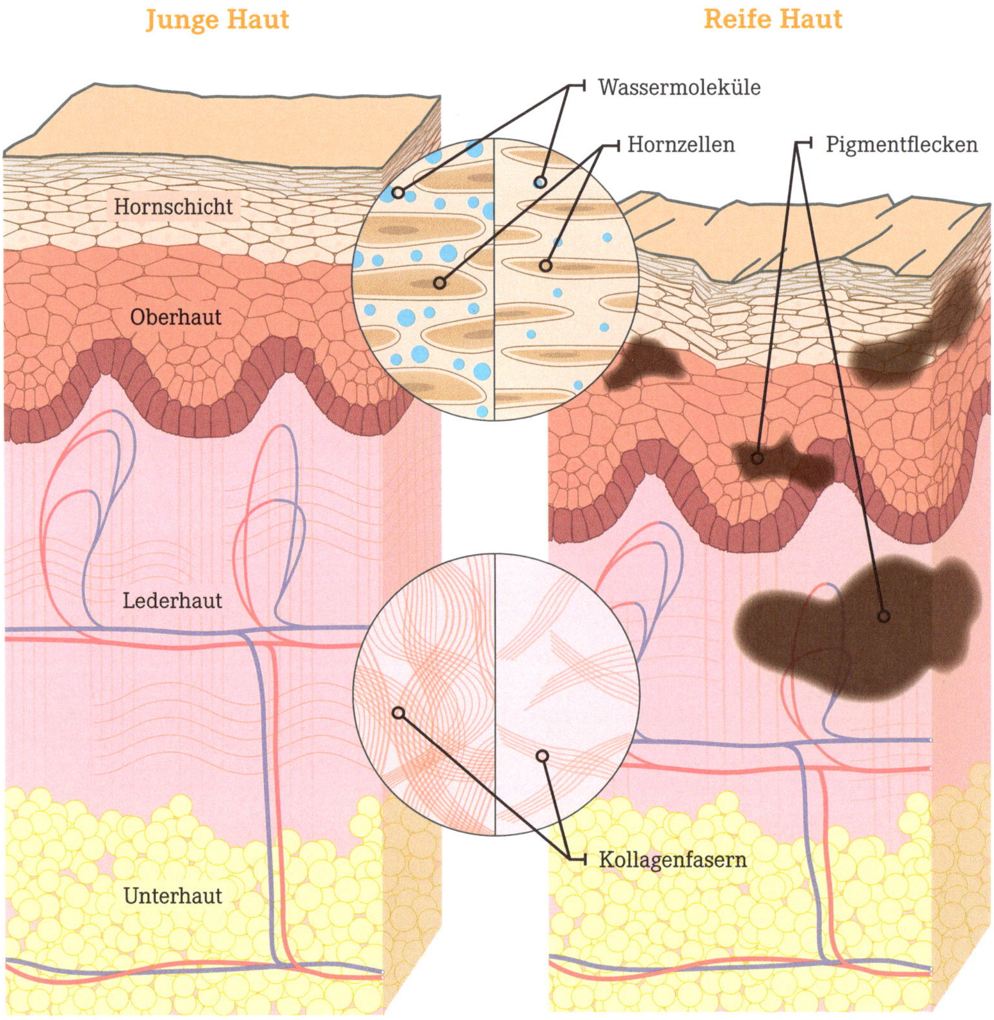

Junge Haut

Reife Haut

Wassermoleküle

Hornzellen

Pigmentflecken

Hornschicht

Oberhaut

Lederhaut

Kollagenfasern

Unterhaut

Hautalterung

Junge Haut wirkt glatt, prall und frisch, da alte Kollagenfasern ständig durch neue ersetzt werden. Mit steigendem Alter verhärtet das Kollagen und wird spröde. Die Folge: Falten entstehen.

Wie schnell wir altern, ist zu einem großen Teil genetisch bedingt. Doch ein gesunder Lebensstil und die richtige Pflege können helfen, die sichtbaren Zeichen der Alterung zu reduzieren.

Wie sich die Haut im Alter entwickelt

Gerade noch prall und elastisch, auf einmal trockener und mit kleinen Falten – schon ab 25 beginnt offiziell der Alterungsprozess der Haut. Ein Prozess, der vor allem durch das Hormon Östrogen gesteuert wird.

Mit den Jahren wird sie zunächst trockener, fühlt sich rauer an. Erste Fältchen zeigen sich oft ab Mitte 30, die Haut wirkt dann müde und weniger ebenmäßig. Gesicht, Dekolleté und Handrücken sind meist die ersten Stellen, die das Alter verraten – denn sie sind es auch, die am häufigsten der Sonne ausgesetzt sind.

Die Ursachen: Die Zellteilung verlangsamt sich. Zudem nimmt die Bildung kollagener Fasern, die als Stützkorsett der Haut dienen, ab. Die Feuchtigkeitsversorgung lässt nach. In den Wechseljahren sinkt auch der Östrogenspiegel.

Das Geschlechtshormon Östrogen ist wie viele andere Hormone ein Motor für Zellwachstum. Es leistet daher einen erheblichen Beitrag zum Aufbau der Haut, etwa bei der Bildung straffender Kollagenfasern oder der hauteigenen Feuchtigkeitsversorgung.

Sinkt der Östrogenspiegel in den Wechseljahren, wird die Haut unweigerlich dünner, verliert an Elastizität und Feuchtigkeit und kann vermehrt Pigmentflecken bilden. Faktoren wie UV-Strahlung, Stress, Rauchen und Alkohol begünstigen diesen Prozess.

So verändert sich die Haut

→ **ab etwa 30:** Die Haut wird zunehmend dünner und weil weniger feuchtigkeitsbindende Hyaluronsäure gebildet wird, auch trockener.

→ **ab etwa 40:** Das Bindegewebe verändert sich, die Spannkraft der Haut lässt nach. Falten, vergrößerte Poren und Hauttrockenheit nehmen dann zu.

→ **ab 50:** Durch den Kollagenverlust wird die Haut deutlich dünner und blasser. Pigmentflecken häufen sich.

→ **ab 60:** Verhornungen werden häufiger. Die Haut sieht eventuell stumpf aus und kann weniger Lipide bilden, die für die äußere Hautbarriere wichtig sind. Der Kollagengehalt schwindet.

Schön essen

Die Ernährung hat Einfluss auf unsere Haut. Zwar sollten wir deren Wirksamkeit nicht überschätzen - die Effekte aber auch nicht unterschätzen.

Einmal Runderneuerung, bitte!

Alle vier bis sechs Wochen erneuert sich die oberste Schicht der Haut komplett (siehe auch Grafik S. 11). Mehrere hundert Kilo abgestorbene Zellen wirft unsere Körperhülle so im Lauf des Lebens ab. Damit dieser und auch andere Prozesse problemlos ablaufen, braucht die Haut verschiedene Stoffe, die wir mit unserem Essen aufnehmen.

Eine kleine Auswahl: Vitamin E ist wichtig für den Fett- und Feuchtigkeitshaushalt der Haut und schützt sie vor aggressiven Sauerstoffverbindungen, sogenannten freien Radikalen, die die Zellen schädigen und dazu beitragen, dass sie schneller altern.

Vitamin C ist ebenfalls ein wichtiger Radikalfänger. Es kann – wie auch Vitamin A – dazu beitragen, dass die Haut mehr Kollagen herstellt, und hemmt auf der anderen Seite dessen Abbau. Ergebnis: Sie wird elastischer und glatter.

Weitere Beispiele für Nährstoffe, die auf die Prozesse in der Haut wirken, unser Erscheinungsbild beeinflussen – und in Nahrungsmitteln stecken: Biotin, Vitamin B_3, das Spurenelement Zink sowie Kieselsäure und Kalium.

Zu viel versprochen?

Aus der Nahrung gelangen diese Vitamine und Mineralstoffe mit dem Blut in die Haut. Dass bestimmte Lebensmittel unsere Hülle faltenfrei oder gesund machen, kann man leider nicht sagen. „Iss dich schön" – dieses Versprechen gilt als unseriös. Fakt ist: Ein Mangel bestimmter Nährstoffe kann sich ungünstig auf die Haut auswirken. Werden diese Nährstoffe bei einer gesunden und ausgewogenen Ernährung noch zusätzlich durch Nahrungsergänzungsmittel aufgenommen, ist kein weiterer Nutzen für die Haut zu erwarten. Auch für die Haut gelten deshalb die üblichen Tipps für einen gesunden Lebenswandel: nicht rauchen, wenn überhaupt, nur wenig Alkohol trinken, aber jeden Tag anderthalb bis zwei Liter Wasser oder ungezuckerten Tee.

Das Hautmenü

Die Haut liebt es gesund: Der Speiseplan sollte möglichst viel Gemüse und Obst enthalten. Hülsenfrüchte und Vollkornprodukte sollten Weißmehl(produkten) vorgezogen werden. Pflanzliche Öle, die reich an ungesättigten Fettsäuren (allen voran Omega-3-Fettsäuren) sind, Nüsse und Milchprodukte in Maßen ergänzen den Speiseplan. Rotes Fleisch, Zucker und stark verarbeitete Lebensmittel wie Fertiggerichte oder Fast Food sollten möglichst gemieden werden. Dann ist es auch nicht schlimm, ab und an einmal zu „sündigen". Gesunde Haut nimmt dadurch sicher keinen Schaden.

Dagegen können manche Lebensmittel bei entzündlichen Hauterkrankungen die Symptome noch verstärken. So wird vermutet, dass Milch und Milchprodukte sowie zuckerhaltige Lebensmittel mit einem hohen glykämischen Index Akne negativ beeinflussen. Dazu gehören unter anderem Süßigkeiten, Softdrinks und Gebäck aus Weißmehl. Diese Erzeugnisse lassen den Blutzuckerspiegel schnell in die Höhe steigen, was sich letztlich auch auf die Akne-Pickel ungünstig auswirkt.

Es gibt Hinweise, dass entzündungshemmende Omega-3-Fettsäuren, zum Beispiel aus Leinsamen oder Walnüssen, sich positiv auf die Hauterkrankung auswirken. Lebensmittel mit besonders vielen entzündungsfördernden Omega-6-Fettsäuren wie Arachidonsäure, etwa aus Schweinefleisch, wirken dagegen eher negativ. Eine bestimmte Diät gegen Akne kennt man bisher nicht. Auch bei Rosazea („Gesichtsrose"), einer chronischen Entzündung der Haut im Wangenbereich, ist der Verzicht auf bestimmte Lebensmittel nur nach individueller Erfahrung sinnvoll. Scharf gewürzte Speisen oder Alkohol etwa regen die Durchblutung an, sodass die Rosazea regelrecht „aufblüht". Doch wie bei Menschen mit intakter Haut kommt es auch hier in erster Linie auf eine ausgewogene und gesunde Ernährung an.

Was wir unserer Haut zuliebe tun sollten

Der Alterungsprozess der Haut lässt sich leider nicht verhindern. Allerdings haben wir es mit unserem Verhalten durchaus in der Hand, ihn hinauszuzögern.

Nicht rauchen

Rund 100 Billionen freie Radikale nimmt man mit jedem inhalierten Zug an einer Zigarette zu sich.

Wenn man sich so viele Nullen gar nicht vorstellen kann, dient vielleicht dieses Studienergebnis als Grund zum Aufhören: Plastische Chirurgen der Case Western Reserve University in Cleveland (USA) verglichen eineiige Zwillinge, von denen einer rauchte und der andere nicht.

Klares Studienergebnis: Den Rauchern sah man das Altern an Augenlidern, Lid- und Tränensäcken, Nasen- und Lippenfalten deutlicher an als den Nichtrauchern.

Offline gehen

Hochenergetisches sichtbares Licht (HEV), auch Blue Light oder blaues Licht genannt, lässt offenbar die Haut altern. Es kommt im natürlichen Spektrum vor, strahlt aber auch aus künstlichen Quellen wie Handys, Laptops oder Fernsehern. Noch ist die Studienlage nicht zu üppig, dennoch legen Studien nahe, dass das Blue Light freie Radikale erzeugt. Diese haben negative Auswirkungen auf die Kollagenstruktur und können auch zu Pigmentverschiebungen führen.

Für eine gesunde Haut ist auch ausreichend Schlaf nötig – blaues Licht, etwa aus Handy-Displays, beeinflusst die Ausschüttung des Schlafhormons Melatonin negativ: Der natürliche Schlaf-Wach-Modus wird gestört und das ist ungünstig für alle, die schlecht (ein-) schlafen.

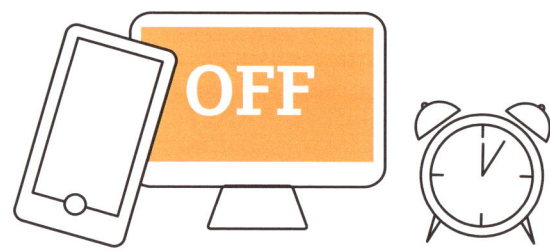

Mehr bewegen

Die am wenigsten umstrittene Methode, um länger jung zu bleiben, ist:
dem Alter im wahrsten Wortsinn da-
vonlaufen.

Zahlreiche Studien belegen, dass
moderater, regelmäßiger Sport dem
Körper guttut und ihn so jung hält.
Menschen, die regelmäßig Sport treiben, leben länger und haben ein
deutlich geringeres Risiko für Herz-
infarkt und Schlaganfall. Die WHO
empfiehlt, mindestens 150 Minuten
pro Woche Sport zu machen. Am
besten ist dabei eine Kombination
aus Ausdauer- und Krafttraining.

Auch auf die Haut wirkt sich moderate Bewegung aus: Sie wird besser
durchblutet und besser mit Nährstoffen versorgt. Allerdings: nicht über-
treiben. Denn auch „Trainingsfalten"
werden zunehmend von Dermatologen beobachtet. Diese Mimikfalten
entstehen, wenn man sich dauernd
mit verzerrtem Gesicht auspowert.

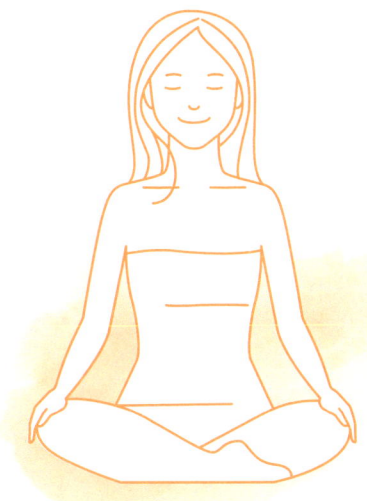

Weniger Stress

Wenn Menschen längere Zeit Stress
ausgesetzt sind, verläuft der
Alterungsprozess schneller, fanden
Wissenschaftler des Max-Planck-
Instituts für Psychiatrie in München
heraus. Der Grund sind vermutlich
Veränderungen am Rezeptor des
Stresshormons Cortisol. Wer psy-
chisch stabiler und gelassener ist,
hat vermutlich eine größere Chance,
länger jung auszusehen.

Öfter mal aufs Land fahren

Jeder, der im Umfeld einer Groß-
stadt wohnt, kann dem fast nicht
entgehen: Luftverschmutzung –
unter dem Namen Urban Pollution
ein neues wichtiges Thema in der
Kosmetik. Feinstaub und Co. schla-
gen sich auf der Haut nieder und
können womöglich zu chronischen
Entzündungen führen, die auch den
Kollagenabbau und die Fältchenbil-
dung fördern. Einfachstes Gegenmit-
tel: Abends die Haut immer sorgfältig reinigen. Und: Versuchen Sie so
oft wie möglich aufs Land zu fahren
und die frische, reine Luft zu genießen – das tut auch den Lungen gut.

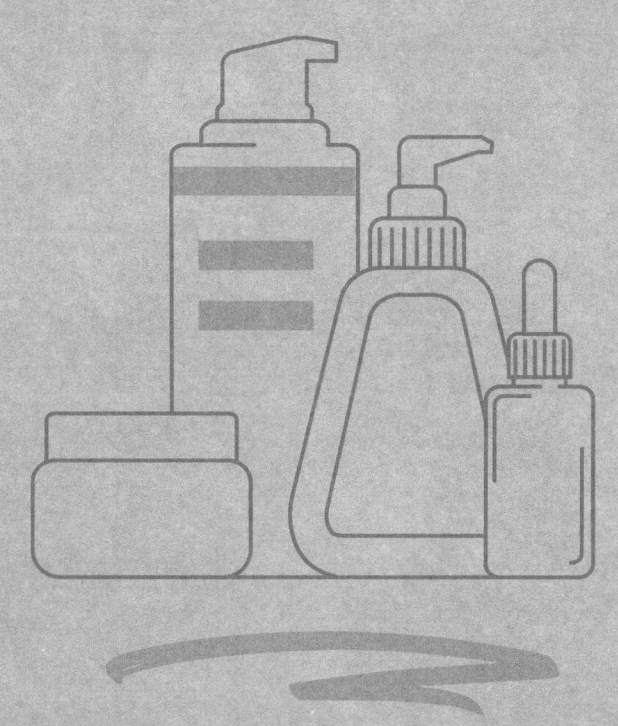

Die richtige Pflege

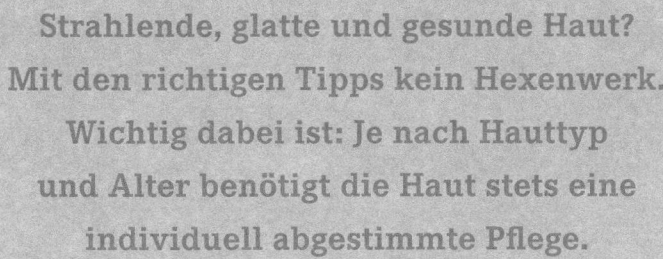

Strahlende, glatte und gesunde Haut?
Mit den richtigen Tipps kein Hexenwerk.
Wichtig dabei ist: Je nach Hauttyp
und Alter benötigt die Haut stets eine
individuell abgestimmte Pflege.

Reine Typsache

Normal, trocken oder eher fettig? Jede Haut ist anders. Grundsätzlich verändern kann man seinen Hauttyp nicht – aber durch die richtige Pflege viel für einen guten Zustand tun. Hier die wichtigsten Kennzeichen für jeden Typ.

Wie unsere äußere Hülle beschaffen ist, bestimmen in erster Linie die Gene. Es ist uns also in die Wiege gelegt, ob das Gesicht eher schnell spannt oder immerzu glänzt. Man kann seinen Hauttyp auch nicht grundlegend verändern – nur die Haut optimal pflegen. Jeder kann aber etwas tun, um den Zustand seiner Haut zu verbessern.

Ein Beispiel: Auch wer zu trockener Haut neigt, kann mit geeigneter Pflege ein normales Hautbild aufweisen. Wenn aber ungeeignete Reinigung und trockene Heizungsluft im Winter der Haut viel Feuchtigkeit entziehen, dann können sich die Anzeichen trockener Haut zeigen, sie kann reizbar und empfindlich reagieren. Im Folgenden die verschiedenen Hauttypen bzw. Hautzustände und ihre wichtigsten Merkmale.

Normale Haut

Sie ist in der Regel pflegeleicht: Auch bei minimaler Pflege sieht der Teint frisch aus und fühlt sich gut an. Die Haut bildet Fett und Feuchtigkeit im optimalen Verhältnis – sie pflegt sich quasi von selbst. Allerdings braucht auch sie bei besonderen Bedingungen Unterstützung, z.B. bei starker Kälte im Winter oder Umweltstress.

Trockene Haut

Dieser Hautzustand kann unangenehm sein. Die Haut spannt, fühlt sich stumpf an und schuppt sich möglicherweise. Zudem reagiert sie heftiger auf Irritationen durch Hitze oder Kälte, Sonne oder bestimmte Wirkstoffe in Pflegeprodukten.

Man unterscheidet zwischen lipidarmer Haut, die zu wenig Talg und Fett für ihren natürlichen Schutzfilm produziert, und feuch-

tigkeitsarmer Haut. Letztere verfügt nicht über genug Feuchthaltefaktoren wie Harnstoff oder Aminosäuren. Trockene Haut
kann auch ein Hinweis auf einen nicht erkannten oder schlecht
eingestellten Typ-2-Diabetes sein (der Flüssigkeitsverlust entsteht, weil die Nieren überschüssigen Zucker mit dem Harn aus
dem Körper spülen).

Sensible Haut

Sie neigt zu Rötungen, trockenen bis schuppigen Stellen oder
Juckreiz: Ist die Haut ein Sensibelchen, sieht man das schnell im
Gesicht oder am Dekolleté.

Meistens liegt es an einer unausgeglichenen Schutzbarriere.
Allergien, nicht auf den Hauttyp abgestimmte Kosmetik, Über-
pflegung und ein zu häufiger Wechsel von Kosmetikprodukten
können die Ursache sein. Auch Reizstoffe von außen, wie etwa
UV-Strahlen oder Umweltverschmutzung, können den Teint
strapazieren.

Mischhaut

Hier ist die Lipidproduktion aus der Balance geraten: Die Haut
produziert im Bereich der T-Zone übermäßig viel Talg und im Au-
gen- und Wangenbereich zu wenig.

Neben der genetischen Veranlagung können auch Klimaschwan-
kungen (wie Wetter), Medikamente, Stress und nicht zum Hauttyp passende Pflegeprodukte Ursachen für Mischhaut sein.

Fettige, unreine Haut

Sie produziert viel Talg. Führen die Poren diesen nicht ausreichend ab, bilden sich Mitesser und Pickel. Unreinheiten treten
vor allem auf Stirn, Nase, Kinn und im unteren Wangenbereich
auf, können aber auch am Rücken oder am Dekolleté sichtbar
werden.

Die Auslöser sind unterschiedlich: Oft ist dieser Hautzustand
genetisch oder hormonell bedingt. Auch Medikamente, Stress
oder der Gebrauch ungeeigneter Kosmetik können die Bildung
von Unreinheiten begünstigen.

Welchen Hauttyp haben Sie?

Machen Sie den Test. Der am häufigsten angekreuzte Buchstabe führt zur Auflösung.

1. Meine Haut ...

A ... sieht glatt und rosig aus, ohne zu glänzen.

B ... sieht oft brüchig, schuppig und ein wenig fahl aus.

C ... glänzt in der T-Zone (Stirn, Nase, Kinn), während die Wangen eher stumpf wirken.

D ... neigt zu Rötungen, Hitze- und Spannungsgefühlen.

E ... glänzt im ganzen Gesicht, auch an den Wangen.

2. Meine Poren ...

A ... sind eher fein und erst bei genauem Hinsehen erkennbar.

B ... sind sichtbar, aber nicht besonders groß.

C ... sind eigentlich fein, manchmal aber entzündet.

D ... sind an der Nase groß, an den Wangen aber fein.

E ... sind groß.

3. Mitesser und Pickel ...

A ... habe ich nicht.

B ... bilden sich bei mir nur, wenn ich meine eigentlich trockene Haut überfette.

C ... tauchen schon mal auf, wenn ich aufgeregt bin, aber eher selten.

D ... treten nur in der T-Zone häufiger einmal auf.

E ... treten im gesamten Gesicht auf.

4. Nach dem Reinigen ...

A ... fühlt sich meine Haut gut an.

B ... spannt und juckt meine Haut.

C ... sieht sie gerötet aus, brennt manchmal.

D ... fühlt sich meine Haut zunächst frisch an. In der T-Zone (Stirn, Nase, Kinn) fettet sie allerdings schnell wieder nach.

E ... fühlt sich meine Haut schnell wieder fettig an.

5. Make-up ...

A ... hält bei mir problemlos über
viele Stunden.

B ... erzeugt manchmal Spannungs-
gefühle in meinem Gesicht und
schuppt schnell.

C ... kann schon mal fleckig werden.

D ... verschwimmt leicht einmal,
vor allem in der T-Zone.

E ... hält auf meiner Haut so gut
wie gar nicht.

6. Im Winter ...

A ... ist meine Haut genauso
unempfindlich wie zu jeder
anderen Jahreszeit.

B ... leidet meine Haut unter der
Heizungsluft.

C ... ist meine Haut im Alarm-
zustand: Sie spannt, juckt,
schuppt, rötet sich durch
Heizungsluft und Kälte.

D ... neige ich zu trockenen Wangen.
Sonst allerdings nie.

E ... spannt meine Haut trotz
Heizungsluft eher selten.

Auswertung:

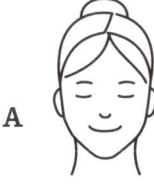

A   Normale
Haut

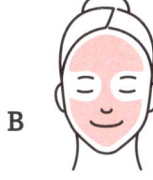

B   Trockene
Haut

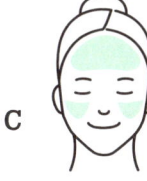

C   Sensible
Haut

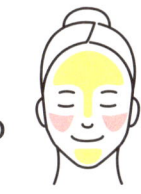

D   Mischhaut

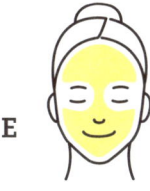

E   Fettige
Haut

Jede Haut ist anders

Nur wer seinen Hautzustand kennt, kann seine Haut optimal pflegen. Die richtige Pflege für jeden Typ.

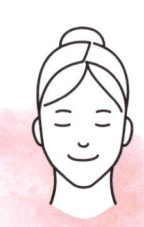

Die Haut zeigt auf unterschiedliche Arten, wenn sie sich nicht wohlfühlt. Stress, Umweltbelastungen und Hormone können sie aus dem Gleichgewicht bringen. Außerdem setzt ihr der Wechsel der Jahreszeiten zu. Nach dem sonnigen Sommer reagiert sie auf Kälte und Heizungsluft zunächst einmal irritiert. Viele probieren dann verzweifelt die verschiedensten Kosmetika aus – experimentieren mit reichhaltigen und mit leichten Texturen (Konsistenz der Produkte). Doch wie geht's richtig?

Das passt zu normaler Haut

Sie braucht eigentlich kein spezielles Pflegeprogramm, alles, was Feuchtigkeit spendet, nimmt sie aber gerne. Und auch alles, was schützt, wie z.B. Antioxidantien und UV-Filter. Dennoch sollte auch hier die Pflege an die Jahreszeiten oder äußeren Gegebenheiten angepasst werden. Das heißt: Im Sommer genügen leichte Lotions oder Gele. Im Winter sollte die Pflege auch bei normaler Haut etwas reichhaltiger sein, denn auch sie kann leicht mit Spannung auf die Trockenheit, die Heizungsluft und Kälte verursachen, reagieren.

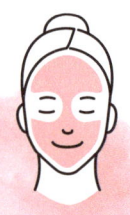

Extra-Tipp: Nach einer langen Nacht oder stressigen Phasen tun ihr regenerierende Ampullenkuren oder Masken gut.

Das passt zu trockener Haut:

Sie möchte mit reichhaltigen Produkten verwöhnt werden. Ist sie lipidarm, stärken Glyzerin und Sheabutter die Schutzbarriere. Feuchtigkeitsarme Haut wird mit Harnstoff, Hyaluronsäure und Thermalwasser in Seren oder Cremes gut versorgt.

Extra-Tipp: Wer zu trockener Haut neigt, sollte ausreichend trinken – am besten Wasser oder Früchtetee. Außerdem heiße Duschen oder Bäder sowie Saunagänge vermeiden; sie trocknen die Haut nur noch zusätzlich aus.

Das passt zu sensibler Haut

Sensible Haut reagiert oft stark auf Kosmetika und deren In-haltsstoffe. Achten Sie darauf, dass Kosmetik sehr mild ist und ohne Konservierungsmittel, Duftstoffe und Alkohol auskommt.

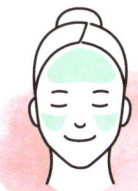

Beruhigende Wirkstoffe wie Zink, Panthenol oder Aloe vera eignen sich bei sensibler oder irritierter Haut gut. Leichte Seren und Produkte mit entspannendem Thermalwasser runden die Pflegeroutine ab.

Extra-Tipp: Bei extremen Reizungen helfen Umschläge, die mit abgekühltem, stark gezogenem schwarzem Tee getränkt werden. Einfach auf die betroffenen Stellen legen.

Das passt zu Mischhaut

Sie braucht Pflege, die die trockenen Partien nicht reizt, und die T-Zone nicht überpflegt. Zu viel Fett und emulgatorreiche Zube-reitungen können dann Entzündungsreaktionen mit bläschen-artigem Ausschlag hervorrufen, vor allem um den Mund (peri-orale Dermatitis!), aber auch um Augen und Nase. Deshalb genügt es manchmal nur die Wangenpartie einzucremen und die T-Zone mit einem Toner abzutupfen.

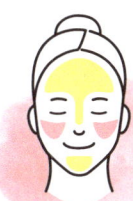

Extra-Tipp: Spezielle Pflegeserien für Mischhaut helfen die unterschiedlichen Bedürfnisse auszugleichen.

Das passt zu fettiger, unreiner Haut

Keine fetthaltigen Produkte verwenden und stattdessen auf leichte sogenannte Öl-in-Wasser-Texturen setzen. Und auf Seren und Toner, die Feuchtigkeitsspender wie Hyaluronsäure enthal-ten. Pflege mit Salicylsäure oder Masken mit Fruchtsäuren kurbeln die Erneuerung der obersten Hautschicht an und sorgen für ein geklärteres Hautbild. Da die Haut danach lichtempfindli-cher ist, besser abends oder als Nachtpflege anwenden.

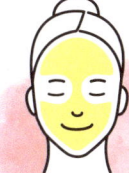

Extra-Tipp: Eine regelmäßige Ausreinigung im Kosmetikstudio kann den Hautzustand verbessern. Wichtig: Nie selbst Pickel oder Mitesser ausdrücken, denn das verschlechtert den Haut-zustand meist nur.

Das Reinheitsgebot

Make-up und Schmutz müssen abends runter – und das so schonend wie möglich.

Normale Haut

Sie ist zwar eher unempfindlich, aber auch normale Haut sollte beim Reinigen nicht überstrapaziert werden. Ob man zu Reinigungsmilch, -schaum, Gesichtsseife oder -lotion greift, ist Geschmackssache. Wichtig nur: Die Haut sollte danach nicht spannen. Milch und Emulsion sind mild, Gel und Schaum können austrocknen. Besser auch auf alkoholhaltige Produkte verzichten.

Mizellenwasser eignet sich unter Umständen nicht für Frauen, die stark deckende Foundations verwenden. Es ist dann nicht gründlich genug. Muss es mal schnell gehen: Reinigungstücher benutzen, die biologisch abbaubar sein sollten. Letzter Schritt, der für alle Hautzustände gilt: ein Tonic, das Reste abnimmt und das Feuchtigkeitsdefizit ausgleicht.

Fettige Haut

Um öligen Teint gründlich zu reinigen, hilft ein Waschgel mit milden Tensiden, das den Talg löst. Auch gut: feste Waschstücke oder Schäume. Manche Produkte enthalten zudem Fruchtsäuren, die leicht peelen. Regelmäßige Peelings helfen, stärkerer Verhornung, verstopften Poren und Entzündungen vorzubeugen.

Gut bei sehr öliger Haut ist auch das sogenannte Double Cleansing: Dabei wird der Teint erst mit einem reichhaltigen Reinigungsbalm gesäubert, danach mit einem Gel. Im Anschluss soll ölige Haut die Pflege besser aufnehmen können.

Empfindliche Haut

Ob Waschgel, Reinigungsschaum oder -milch: bei sensibler Haut am besten Produkte wählen, die möglichst wenige Inhaltsstoffe aufweisen. Hauttypgerechte Produktlinien wirken ohne Konservierungsmittel, Alkohol, Emulgatoren, Parabene oder ätherische Öle. Auch wichtig: nicht zu viel vom Produkt verwenden und auch sonst keine Reizung im Gesicht hervorrufen, wie z.B. nicht stark rubbeln. Hautberuhigend kann Thermalwasser wirken – damit kann man auch das Reinigungsprodukt abnehmen: einfach aufsprühen und mit einem Wattepad sanft abtupfen.

Trockene Haut

Die Haut juckt und schuppt? Dann nicht durch zu aggressive Reinigung zusätzlich austrocknen! Am besten eine reichhaltige Reinigungsmilch oder ein -öl verwenden, das Feuchtigkeitsspender wie Jojoba- oder Mandelöl, Sheabutter oder Hyaluronsäure enthält. Anschließend mit einem alkoholfreien Gesichtstonic abnehmen. Wer mit Wasser reinigt, sollte Kalkrückstände mit einem Gesichtswasser entfernen.

Mischhaut

Da die Mischhaut zwei Hauttypen vereint, muss man Reinigungsmittel wählen, die beiden gerecht werden: Der eher öligeren Partie, die meist an der T-Zone ist, aber auch der trockenen Partie an den Wangen. Maßgeschneidert wird die Reinigung, wenn man mit passenden Produkten für jede Partie arbeitet: Morgens und abends mit einem milden, hautneutralen Waschgel oder Reinigungsschaum das Gesicht reinigen, heißt: mit einem pH-Wert um die 5. Mit lauwarmem Wasser abwaschen, zu warmes könnte die trockenen Partien zusätzlich reizen. Anschließend die T-Zone extra noch mit einem leicht entfettenden Gesichtwasser – vielleicht sogar einem für unreine Haut – klären.

Die Mischhaut ist nicht so ausgeprägt? Dann ein sanftes Reinigungsgel benutzen, nur auf der T-Zone mit dem passenden Gesichtwasser überschüssigen Talg entfernen.

Reife Haut

Diese Haut ist von Natur aus etwas anspruchsvoller. Deshalb lohnt es sich durchaus, ihr eine Reinigungspflege zu gönnen, die speziell für ihre Bedürfnisse ausgerichtet ist. Passende Produkte werden auch entsprechend ausgelobt.

Generell ist einfach nur wichtig, dass der Haut nicht zusätzlich Feuchtigkeit entzogen wird. Ein Zeichen, dass die Produkte die Vorgabe erfüllen, ist: Die Haut spannt nach der Reinigung nicht.

Bei reifer Haut sollte man auf eine sanfte Reinigungsmilch setzen – hier wird man auch bei Produkten für trockene Haut fündig. Anschließend wird das Gesicht mit einem sanften Tonic erfrischt und etwaige Reste der Reinigungsmilch damit entfernt.

Ist die Haut über 50, aber immer noch eher fettig, dann sollte man das Reinigungs-Regime auch eher dem Typus anpassen. Im Zweifelsfall beim Hautarzt, Beauty-Institut oder in der Apotheke beraten lassen.

Grün im Trend

Naturkosmetik für die Hautpflege hat zunehmend mehr Fans – zu Recht? Die wichtigsten Fragen.

Ist Naturkosmetik besser als normale Creme?

Das kann man so nicht sagen. Aus wissenschaftlicher und rechtlicher Sicht sind Naturkosmetik und konventionelle Kosmetik gleichwertig. Eines der am häufigsten genannten Argumente für Naturkosmetik ist ihr Verzicht auf einige synthetische Zusatzstoffe, denen schlechte oder gar schädigende Effekte nachgesagt werden. Hinzu kommen die größere Umweltfreundlichkeit, etwa weil auf Substanzen verzichtet wird, die das Wasser belasten, und gesellschaftliches Engagement durch Fair-Trade-Zutaten. Der Vorwurf, in konventioneller Kosmetik würden schädigende Substanzen stecken, ist aber haltlos. Alle kosmetischen Mittel müssen den gleichen gesetzlichen Anforderungen genügen. Und sind daher gleichermaßen sicher und verträglich.

Wirkt pflanzliche Pflege so gut wie normale?

Mittlerweile schon, aber es gibt Ausnahmen. Am Anfang der Naturkosmetik-Welle mussten sich Anwender oft mit schlecht einziehenden, pastenartigen Cremes begnügen. Aufgrund neuer Entwicklungen stehen inzwischen mehr natürliche beziehungsweise naturnahe Rohstoffe zur Verfügung und die Produkte sind erheblich wirksamer und anwenderfreundlicher geworden.

Nahezu alles, was die konventionelle Kosmetik bietet, gibt es heute auch mit Naturkosmetiksiegel. Das Gros der grünen Alternativen unterscheidet sich im täglichen Gebrauch kaum von der herkömmlichen Konkurrenz. Einschränkungen gibt es durch nicht für Naturkosmetik zugelassene Wirkstoffe etwa bei Antitranspirants, Sonnenschutzmitteln und Haarfarben.

Mag die Haut Naturkosmetik lieber?

Gute Pflege muss in erster Linie dem Hautzustand angepasst sein – egal ob sie naturkosmetisch ist oder nicht. Individuell ungeeignete Produkte findet man in jedem Regal.

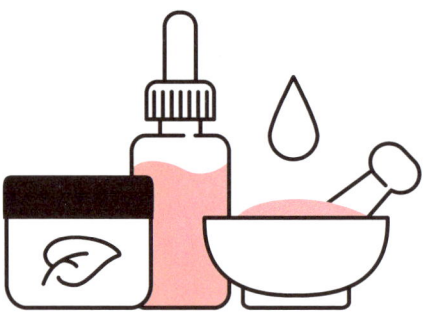

Beispiel: Viele Produkte aus beiden Welten liegen weit über dem hautfreundlichen pH-Wert von maximal etwa 5, wie eine aktuelle Untersuchung zeigt. Ob man Naturkosmetik bevorzugt oder nicht, ist Geschmackssache. In jedem Fall spielt bei der Wahl von individuell verträglicher Kosmetik eine fundierte Beratung die größte Rolle.

Lösen pflanzliche Inhaltsstoffe häufig Allergien aus?

Ja, aber das Problem gibt es nicht nur bei Naturkosmetika. In ihnen werden ätherische Öle zwar oft als Duft- und Konservierungsmittel eingesetzt. Doch daraus darf man nicht folgern, dass herkömmliche Kosmetik weniger Allergien verursachen würde.

Problematische Einzelstoffe, wie etwa der Duftstoff Isoeugenol, werden in vielen konventionellen Produkten in einer synthetisch hergestellten Variante eingesetzt. Die allergene Wirkung ist aber identisch mit der des Naturstoffs. Auch Reaktionen auf konventionelle Konservierungsmittel sind häufig. Unterm Strich lösen Naturkosmetika vergleichbar häufig Allergien aus wie synthetisch hergestellte Kosmetika.

Wie sieht es mit der Haltbarkeit aus?

Sie ist bei Naturkosmetik begrenzt, aber besser als früher. Auf synthetische Konservierungsstoffe wird verzichtet, dafür werden alternative Konservierungsmethoden, etwa mit ätherischen Ölen oder Alkohol, eingesetzt. Zudem wird heute bei der Abfüllung von Naturkosmetik teilweise ein hoher technischer Aufwand betrieben, indem zum Beispiel potenziell keimhaltige Luft mit Edelgas aus den Tiegeln und Tuben verdrängt wird. Solange das Produkt ungeöffnet ist, gibt es daher keine nennenswerten Unterschiede mehr zu konventioneller Kosmetik. Nach dem Öffnen wird allerdings meist ein Verbrauch innerhalb von sechs oder zwölf Monaten empfohlen – gekennzeichnet durch das Bild eines geöffneten Tiegels, neben dem „6 M" bzw. „12 M" steht.

Schont Naturkosmetik die Umwelt?

Meist besser als herkömmliche Kosmetik. Denn zertifizierte Naturkosmetik verbietet alle synthetischen Stoffe. Darunter etwa chemische UV-Filter, die in Hawaii mittlerweile nicht mehr genutzt werden dürfen, weil sie Korallen schaden sollen. Oder sämtliche Formen von Kunststoff, die als Mikroplastik im Meer landen könnten.

Nach einer Schätzung des Fraunhofer-Instituts rangiert Kosmetik als Verursacher von Mikroplastik-Müll zwar erst auf Platz 17, doch in der weltweiten Summe bedeutet auch dies Millionen Tonnen. Verursacher sind nicht nur Peelings, sondern nahezu alle konventionellen Cremes, Make-ups, Duschgele und Shampoos, in denen feste und flüssige Kunststoffe etwa als Hautglätter, Konsistenzverbesserer und Glanzgeber dienen.

Kann grüne Kosmetik auch Anti-Aging?

Die Klassiker der konventionellen Kosmetik gegen Falten heißen Hyaluronsäure, Peptide, Retinol, Q10. Hyaluron und Q10 können auch aus pflanzlichem Material gewonnen werden. Retinol nicht, dafür gibt es aber andere Wirkstoffkomplexe. Dazu zählen Bakuchiol, die Faltenfüller Aloe vera und Squalan aus Olivenöl. Um Pigmentflecken loszuwerden, helfen in der Naturkosmetik Gänseblümchen und Granatapfel. Sie bleichen aber nicht, sondern wirken einer Pigmentierung nur entgegen und können ihr vorbeugen.

Können wir den Siegeln vertrauen?

Auf der Verpackung abgedruckte Zertifikate, etwa vom BDIH (Bundesverband der Industrie- und Handelsunternehmen für Arzneimittel, Reformwaren, Nahrungsergänzungsmittel und kosmetische Mittel e.V.), von Natrue oder Ecocert, sollen helfen, echte Naturkosmetik kenntlich zu machen. Die genannten Siegel sind hilfreich und vertrauenswürdig. Problem: Zwar gibt es bei den Regeln der Siegel eine große Schnittmenge, aber sie sind nicht einheitlich genug. Etwa bei der umstrittenen Frage, wie hoch der Anteil der Zutaten aus ökologischem Anbau sein muss, damit ein Produkt nicht nur als Natur-, sondern als Biokosmetik ausgelobt werden darf. Naturkosmetik ist aber nicht automatisch vegan und bio. Die Vorgaben dazu variieren. Bei Natrue kommen die Rohstoffe zu 95 Prozent aus kontrolliert biologischem Anbau, beim BDIH „so weit wie möglich". Für Veganer gibt es das grüne Vegan-Blumen-Siegel. In einem Punkt allerdings muss niemand nach Siegeln forschen: Tierversuche sind für Kosmetik in der gesamten EU seit Langem generell verboten.

Öle – das Natur-Beauty-Geheimnis

Gute Basisöle sind naturbelassene, kalt gepresste Pflanzenöle, etwa aus Mandeln. Sie bilden die Grundlage vieler Cremes, verwöhnen die Haut aber auch pur. Sie ähneln in ihren Bestandteilen dem natürlichen Hautfett, sind daher sehr hautfreundlich.

Alleskönner: Mandelöl

Mandelöl ist gut verträglich und eignet sich sowohl für den Körper als auch für die empfindliche Gesichtshaut. Die enthaltenen Vitamine E, A, D und B sowie die Fettsäuren stärken die Barrierefunktion, beugen Falten vor und können trockene Stellen lindern. Mandelöl ist relativ flüssig und zieht fix ein.

Tipp: zwei Esslöffel in einen Liter Milch geben und ins Badewasser schütten.

Hochwertige Naturöle kommen ohne Emulgatoren, Konservierungsstoffe und andere chemische Zusätze aus. Am besten auf native Öle in Bioqualität zurückgreifen.

Trend: Argan- und Kokosöl

Arganöl punktet mit vielen ungesättigten Fettsäuren und zieht zudem gut in die Haut ein. Weil es viel Linolsäure und Antioxidantien enthält, gilt es als effektiver Anti-Aging-Stoff. Kokosöl ist reich an gesättigten Fettsäuren. Es hat leicht kühlenden Effekt, kann allerdings die Poren verstopfen, deshalb besser nur für den Körper verwenden. Allerdings ist Kokosöl aus ökologischen Gründen kritisch zu betrachten.

Für Mischhaut: Jojobaöl

Das Öl, das streng genommen flüssiges Wachs ist, wird aus den Samen des Jojobastrauchs gewonnen, der in Südamerika wächst. Man kann es bedenkenlos für die Gesichtspflege verwenden, sogar für Mischhaut. Es zieht schnell ein und fettet nicht, zudem wird ihm eine entzündungshemmende und beruhigende Wirkung nachgesagt.

Augenblick mal

Die empfindliche Augenpartie reagiert recht schnell auf Stress oder falsche Pflege. Hier sind die besten SOS-Tipps, damit die Haut rund ums Auge frisch und glatt aussieht.

Trockenheitsfältchen

Die Haut um unsere Augen hat wenig Eigenfett und verliert rasch Feuchtigkeit, zum Beispiel durch Wind, Kälte oder trockene Luft. Gegen die Spuren des Feuchtigkeitsmangels hilft es, zweimal täglich um das Auge herum – je nach Hauttyp und persönlichen Vorlieben – Augencreme, -fluid oder -gel sanft einzuklopfen.

Reichlich Feuchtigkeit ist auch für die empfindliche Augenpartie das A und O.

Die Pflege sollte Feuchtigkeitsspender wie Aloe vera, Harnstoff (Urea), Hyaluronsäure oder Algenextrakte enthalten. Ab und zu eine Augenmaske auflegen, das verwöhnt die Haut zusätzlich. Test für Trockenheitsfältchen: Heben Sie leicht die Wangenpartie. Entstehen Querlinien um die Augen, fehlt der Haut Feuchtigkeit.

Krähenfüße

Wer häufig lacht oder an sonnigen Tagen die Augen zusammenkneift, bekommt sie: feine, strahlenförmige Falten am äußeren Augenwinkel. Permanente Muskelkontraktion hinterlässt dort Spuren, die bleiben. Cremes, zum Beispiel mit Hyaluronsäure, die die Haut von innen aufpolstern, sollen diese Linien zumindest mildern. Retinol kann helfen, die Zellerneuerung anzuregen. Antioxidantien, Vitamin C und UV-Filter können die Haut vor weiterer Alterung schützen. Cremes mit Silikonölen und Schimmerpigmenten kaschieren die Fältchen optisch.

Augenringe

Schimmert es bläulich um die Augen, fehlt Fettgewebe. Die darunterliegenden Gefäße scheinen durch die Haut. Häufig entstehen die dunklen Schatten aber auch durch Schlafmangel, Arbeiten am PC, Stress. Der Wirkstoff Koffein in Augenpflegeprodukten regt die Mikrozirkulation an und soll Augenringe abmildern. Kurzzeitig kaschieren getönte Anti-Augenring-Fluids, alternativ auch apricotfarbene Concealer. Die Farbe des Produkts sollte bei sehr dunklen Augenringen eine Nuance heller sein als der Hautton.

Olivfarbene Augenringe sind oft angeboren, die Haut ist stark pigmentiert. Aufhellende Augencremes mit Resorcinol können abhelfen, Concealer in Rosé oder rötlichen Tönen decken ab.

Tränensäcke

Die Schwellungen entstehen, wenn der Lymphabfluss gestört ist, oder werden durch genetisch bedingte Fettpolster verursacht. Auch Schlafmangel fördert Tränensäcke. Während Fettpolster nur durch eine OP behoben werden können, wirken gegen lymphbedingte Schwellungen kühlende Roll-ons und Gele. Alternativ kann man für zehn Minuten einen kalten Löffelrücken auflegen. Dabei das Gesicht entspannen.

Auch Lymphmassage entstaut: Die Mittelfingerkuppe leicht zwischen den inneren Augenwinkel und die Augenbraue drücken, kurz halten. Mit dem Finger nach unten wandern, wieder drücken. Mitte Unterlid, äußeren Augenwinkel und äußeres Brauenende drücken. Jede Augenhöhle auf diese Weise drei- bis fünfmal umrunden.

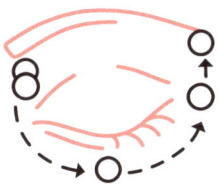

DIY: auflegen und entspannen

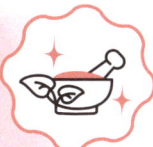

Eine feuchte, etwa 40 Grad warme Kompresse auf die Augenpartie legen und mindestens fünf Minuten einwirken lassen. Bei Schwellungen: Wattepads mit Rosenwasser tränken und für zehn Minuten auf die geschlossenen Augen legen.

Bitte lächeln

Mit schönen Lippen ist gut lachen. Das wirkt sich auch auf das Umfeld aus. Kein emotionaler Ausdruck macht attraktiver als ein Lächeln. Das fand eine Studie in den USA heraus. So bringen Sie den Mund zum Strahlen.

Peeling und Pflege für den Kussmund

Gepflegte Lippen geben einem schönen Lächeln den perfekten Rahmen und liefern die Basis für ebenmäßigen Lippenstift. Das Wichtigste: die dünne Haut mit Fett und Feuchtigkeit versorgen. Dazu eignen sich Produkte mit Wirkstoffen wie Panthenol oder Bienenwachs. Tagsüber eine Pflege mit Lichtschutzfaktor verwenden, um die Lippen vor UV-Licht und anderen äußeren Einflüssen zu schützen. Nachts hingegen macht besonders fettreiche Pflege Sinn, damit man morgens mit weichen Lippen aufwacht.

Filmreife Vorarbeit

Beim Schminken der Lippen sollte das Timing stimmen, sonst ist man hinterher mit dem Ergebnis nicht lange glücklich. Trägt man Lippenstift zum Beispiel direkt auf frisch gepflegte Lippen auf, hält er kaum länger, als man „Cheese" sagen kann. Das liegt an rückfettenden Wirkstoffen wie Sheabutter oder Bienenwachs. Besser folgende Reihenfolge beachten: zunächst eine reichhaltige Lippenpflege auftupfen, dann erst einmal Teint und Augen ver-

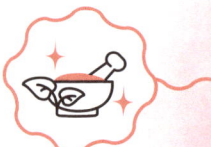

DIY: Massage für die Lippen

Vor allem im Winter freuen sich auch die Lippen über eine kleine Massage. Dazu verwendet man am besten eine weiche Zahnbürste und streicht damit leicht über die zarte Haut. Das regt die Durchblutung an und reibt abgestorbene Hautschüppchen ab. Danach eine Lippenpflege auftragen, etwas Honig oder auch einen Tropfen Olivenöl.

schönern. Anschließend die Pflegereste auf den Lippen mit einem Kosmetiktuch abtupfen. Vorher noch trockene Stellen wirken dann wie aufgepolstert, die Lippen sind bereit für Farbe.

Rettung bei trockenen Lippen

Jetzt nicht zusätzlich reizen. Gut ist eine schützende Pflege ohne Mineralöle und Parabene. Spezielle Stifte mit Wirkstoffen wie Dexpanthenol oder Ringelblume machen die rissige Haut wieder geschmeidig. Oder vorsichtig einmal pro Woche ein Peeling anwenden. Dafür zwei Teelöffel Olivenöl mit je einem Teelöffel Honig und braunem Zucker mischen. Die Masse auf die Lippen auftragen und sanft mit den Fingern einmassieren, dann wieder abwaschen.

Hilfe bei eingerissenen Mundwinkeln

Sie können sehr wehtun, ein Pflegestift ist dann jedoch nicht immer das Richtige. Besser mehrmals täglich eine heilungsfördernde Lippencreme auftragen, um den Hautschutz wiederaufzubauen. Sollten die Risse nach einer Woche nicht abheilen, ist es ratsam, einen Arzt aufzusuchen.

Aus für Lippenbläschen

Spezielle Lippenpflaster aus der Apotheke unterstützen die Heilung und verstecken die Bläschen. Man kann sogar Lippenstift darüber auftragen. Wer sich selbst Honig um den Mund schmieren möchte: Die keimtötenden Eigenschaften sollen ebenfalls helfen.

Haariges Problem

Sprießt an der Mundpartie Flaum, gibt es verschiedene Möglichkeiten:

Waxing @home: Einen Kaltwachsstreifen zwischen den Fingern anwärmen und in Wuchsrichtung auf die Stelle kleben, die enthaart werden soll. Den Streifen glatt streichen, kurz warten und entgegen der Wuchsrichtung abziehen.

Waxing oder Sugaring beim Profi: Beim Waxing wird Warmwachs aufgetragen und mithilfe von Vliesstreifen entgegen der Wuchsrichtung samt den Haaren wieder entfernt. Beim Sugaring wird Zuckerpaste in Wuchsrichtung abgezogen.

Mit Creme hemmen: Eine verschreibungspflichtige Creme mit dem Wirkstoff Eflornithin stoppt das Wachstum, indem sie ein Enzym in den Haarfollikeln hemmt. Das Mittel gilt als gut verträglich, da der Körper den Stoff selbst nicht aufnimmt. Vorsicht bei empfindlicher Haut, die Inhaltsstoffe können reizen.

Mit Laser oder IPL wegbeamen: Beim Lasern wird mit einer definierten Wellenlänge behandelt, bei Blitzlampen (IPL) mit einem breiten Wellenspektrum. Diese Methoden helfen nur bei dunklen und dicken Haaren: Die Lichtenergie wird über die Farbpigmente zu den Haarwurzeln transportiert und zerstört sie.

Trotzdem schön ...

Auch wenn die Nase rot und die Haut schuppig ist? Äußere Einflüsse wie Kälte, Luftverschmutzung und sogar Handys können der Haut ziemlich zu schaffen machen. Aber es gibt immer ein paar clevere Tipps, die helfen.

Unruhiges Hautbild

Neben Trockenheit als Ursache ist dieses zunehmend auch umweltbedingt. Speziell in urbanen Ballungszentren kann man Reizstoffen wie Feinstaub kaum entgehen. Da reicht schon der tägliche Weg zur Arbeit mit dem Fahrrad, damit die Mikropartikel sich auf der Haut ablagern. Sie können zu chronischen Entzündungen führen, die dann auch Kollagenabbau und Fältchen zur Folge haben.

Was hilft: Der wichtigste Pflegeschritt für alle Großstädter ist eine gründliche, aber sanfte Hautreinigung, vor allem am Abend.

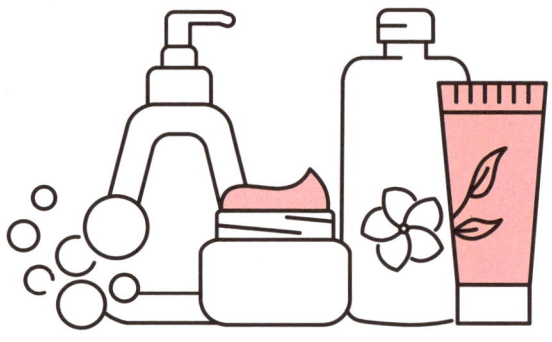

Müde Haut

Zwar sieht man die Auswirkung nicht sofort, und auch ist die Studienlage noch etwas mager – dennoch rückt das sogenannte Blue Light in den Fokus.

Darunter versteht man das HEV-Licht, das mit einer Wellenlänge zwischen 380 und 500 nm Teil des natürlichen Spektrums ist, Dieses Licht kommt unter anderem aus künstlichen Quellen wie LED-Birnen oder Bildschirmen (Smartphones, Tablets, TV).

Man geht inzwischen davon aus, dass es Auswirkungen auf die Kollagenstruktur hat. Auch Pigmentverschiebungen scheinen begünstigt zu werden. Außerdem wird das Erscheinungsbild chronischer Hautkrankheiten wie Psoriasis verschlimmert.

Was hilft: Hautpflege mit schützenden Antioxidantien und mineralischen Sonnenfiltern. Und: Öfter mal Handy oder Laptop weglegen.

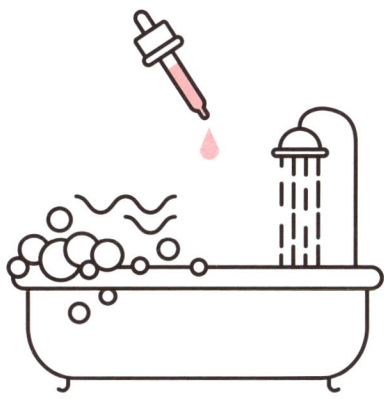

Trockene Stellen

Auch unsere Körperhaut hat ein angespanntes Verhältnis zum Winter. Sie besitzt weniger Talgdrüsen als die Haut im Gesicht. Wenn hormonelle Veränderungen, etwa in den Wechseljahren, hinzukommen und die Talgdrüsen weniger Sekret produzieren, ist der Feuchtigkeitsstatus kaum aufrechtzuerhalten.

Was hilft: Setzen Sie im Winter auf Duschöle und Ölbäder. Trotzdem nicht zu häufig, zu lange und zu heiß baden oder duschen. Danach nur trocken tupfen. Leicht feuchte Haut nimmt auch eine Lotion besser auf. Ideal ist eine Pflege mit Wirkstoffen wie Sheabutter, Harnsäure (Urea) oder Linolsäure. Tipp: Viele Apotheken besitzen spezielle Messgeräte, die feststellen, ob der Haut Feuchtigkeit oder Fett fehlt.

Rote Nase

Eine Schnupfennase ist lästig und stört beim Blick in den Spiegel. Doch warum wird die Haut rot? Das feuchte Schnupfensekret reizt die empfindliche Partie zwischen Nase und Oberlippe, dazu kommt die ständige Reibung des Taschentuchs beim Schnäuzen.

Was hilft: Die Nase statt schnäuzen nur sanft mit einem weichen Taschentuch abtupfen. Pflegende Zusatzstoffe in den Tüchern bringen wenig, da der Kontakt zu kurz ist, so eine Untersuchung der Charité Berlin. Eine Nasensalbe mit Dexpanthenol pflegt die Haut innen wie außen. Damit wird sie auch widerstandsfähiger gegen Keime. Tipp: Für Befeuchtung im Raum sorgen!

Schuppiges Gesicht

Im Gesicht gibt es zwar reichlich Talgdrüsen, doch bei Kälte produzieren diese weniger, und die Hautfette werden wie Butter im Kühlschrank: ziemlich ungeschmeidig.

Was hilft: Die Hautbarriere mit reichhaltigen Wasser-in-Öl-Produkten z.B. mit Omega-3-Fettsäuren unterstützen. Da hier die Feuchtigkeit im Öl gebunden ist, kann sie bei Kälte nicht wie bei leichten Öl-in-Wasser-Emulsionen auskristallisieren. Und: sanft reinigen! Milde Lotions statt Gele entfernen abends Make-up, Talg und Schmutz.

Faustregel: Wenn sich die Haut schuppt, braucht sie eine fetthaltigere Creme. Kälteschutz-Salben nur bei tieferen Minusgraden verwenden, denn sie versiegeln die Haut.

Die wichtigsten Wirkstoffe

1. Die Anti-Aging-Spezialisten

Betacarotin: Betacarotin ist ein sogenanntes Provitamin, die Vorstufe von Vitamin A (Retinol). In Cremes wirkt Betacarotin nur in Verbindung mit anderen Stoffen. Diese schleusen die Vitalstoffe in die Haut. Die meisten Vitamine könnten sonst nur schwer in sie eindringen. Betacarotin fängt freie Radikale und soll die Sonnentoleranz der Haut verbessern.

Vitamin A (Retinol): Dieses Vitamin unterstützt Wachstum und Bildung neuer Hautzellen, fördert den Kollagenaufbau im Bindegewebe und hemmt abbauende Enzyme. Unser Bindegewebe ist ein Geflecht aus Kollagen und Elastin, das Feuchtigkeit speichert und die Festigkeit unserer Hülle bestimmt. Ist es schwach, entstehen Falten. Vitamin A glättet die Haut und verleiht ihr mehr Frische. Aber Achtung: Reine Vitamin-A-Säure reizt und ist verschreibungspflichtig. Retinol und andere Vitamin-A-Derivate sind hingegen gut verträglich.

Vitamin C (Ascorbinsäure) ist ebenfalls ein Radikalfänger. Außerdem kann es die Haut reinigen. Die Säure löst Schuppen, Hornzellen und Fette – ohne Rubbeln. Das wasserlösliche Vitamin dringt jedoch nur schlecht in die unteren Hautschichten vor. Dazu braucht es ein fettlösliches Derivat (d.h. die Verbindung mit einem anderen Stoff), um Vitamin C tiefer in die Haut zu lotsen. Dort angekommen, reguliert der Stoff den Feuchtigkeitsgehalt, stimuliert die Kollagenbildung, hemmt Entzündungen und hat einen straffenden Effekt.

Vitamin E (Alpha-Tocopherol) ist als Radikalfänger besonders hervorzuheben, dahinter steht eine ganze Familie kraftvoller Antioxidantien – etwa Tocopherole und Tocotrienol. Doch damit nicht genug: Das fettlösliche Vitamin beschleunigt zudem die Zellregeneration und glättet das Hautrelief, indem es in der Hornschicht Feuchtigkeit bindet. Das macht unsere Hülle weich, elastisch und verleiht ihr einen gewissen Glanz. Auch soll Vitamin E in Cremes vor UV-Schäden schützen und Hautentzündungen vorbeugen.

Vitamin B_7, auch Biotin genannt, stärkt die Hornschicht der Nägel und der Haare. Es unterstützt die hauteigene Regeneration, das Zellwachstum und die Zellteilung sowie Stoffwechselprozesse wie die Eiweißbildung. Eine optimale Versorgung begünstigt ein gutes Wachstum von Haut, Haaren und Nägeln, denn Eiweiß ist der Hauptbaustein der Hornzellen. Biotin wird in der Regel nicht in Cremes angeboten, sondern lässt sich über die Nahrung gut aufnehmen.

Fruchtsäuren: Fungieren im Sprachgebrauch als Sammelbegriff für Säuren, die verhornte Stellen oder abgestorbene Hautzellen ablösen. Dabei reagieren die Eiweiße in der Haut mit den Säuren, wodurch sich die oberste Hautschicht abschuppt. Bei diesen chemischen Peelings unterscheidet man: **AHA** (Alpha-Hydroxy-Acids) – zu ihnen gehören Glykol-, Milch-, Zitronen- und Apfelsäure. Sie lösen die Verbindungen zwischen den Hautzellen mit steigender Konzentration. Sie können Trockenheitsfältchen und leichte Pigmentverschiebungen bessern. **BHA**-**Säuren** (Beta-Hydroxy-Acids) – dazu gehört die Salicylsäure. Sie wirkt entzündungshemmend und ausgleichend, auch bei Hautunreinheiten und Pickeln. **PHA** (Poly-Hydroxy-Acid) – zu dieser neuesten Generation gehören Lactobionsäure und Glucolacton. Sie arbeiten ähnlich wie die BHA-Säuren und gelten als sehr verträglich, weil sie nicht so tief eindringen. Häufig in Anti-Aging-Produkten für empfindliche Haut.

Peptide: Die Aminosäure-Verbindungen sind in vielen Produkten. Die kleinen Eiweiße sollen Bindegewebszellen zur Produktion von Kollagen und Elastin anregen – damit Linien und Fältchen glätten.

Q10: Das Coenzym Q10 ist ein hauteigener Wirkstoff. Er spielt eine Schlüsselrolle in der Energieproduktion der Zellen und wehrt freie Radikale ab, die zur Hautalterung bedeutend beitragen.

Antioxidantien: Antioxidantien fangen die freien Radikale ein. In Kosmetika werden verschiedene Antioxidantien eingesetzt. Wissenschaftlich belegt sind die hautschützenden Effekte von Vitamin C ab einer Konzentration von fünf Prozent. Auch die Vitamine E, A und B_3 sowie verschiedene Pflanzeninhaltsstoffe (etwa Polyphenole) sollen hautverjüngend wirken.

2. Die Feuchtigkeitsbooster

Urea (Harnstoff): Dabei handelt sich um eine körpereigene Substanz. Harnstoff (Urea) steckt in der äußersten Hautschicht jedes Menschen und stammt hauptsächlich aus unserem Schweiß. Er ist ein natürlicher Feuchthaltefaktor und stabilisiert die Hautbarriere. Diese besteht zu 70 Prozent aus Wasser und enthält Lipide (Fette). Zu häufiges Waschen, chemische Substanzen oder Krankheiten können sie zerstören. Dann trocknet die Haut aus und juckt. Eine Urea-Salbe führt Lipide zu, die diese Barriere wieder abdichten. Der Harnstoff dringt in die oberste Hautschicht ein und verhindert Feuchtigkeitsverlust.
Harnstoff wird übrigens nicht aus Urin hergestellt, sondern aus Kohlendioxid und Ammoniak synthetisch gewonnen.

Cremes und Salben gegen Juckreiz und trockene Haut enthalten bis zu zehn Prozent Harnstoff.

Hyaluronsäure: Auch Hyaluronsäure ist ein Stoff, der im Körper natürlich vorkommt. Sie besteht aus langen Kohlenhydrat-Molekülen. Ein Gramm kann das 1000- bis 10 000-Fache seines Molekulargewichts an Wasser anziehen und binden. Langkettige Hyaluron-säuren können nicht tief eindringen und bleiben auf der Hautoberfläche. Dort verbessern sie die Hydratation und stärken die Hautbarriere. Kurz-kettige ziehen gut und tiefer in die Epidermis ein – dort füllen sie Feuch-tigkeitsdepots auf und regen die haut-eigene Produktion an.

Niacinamid (Vitamin B$_3$): Das wasser-lösliche Vitamin wird in der Haut zum Energielieferanten umgebaut und be-einflusst so diverse Hautfunktionen. So hilft es zum Beispiel der Haut, Feuchtig-keit zu speichern, wirkt aber auch anti-bakteriell und entzündungshemmend.

Öle (siehe auch S. 31): Sind häufiger Bestandteil von Cremes und Lotionen, verwöhnen die Haut aber auch solo. Da auch die Haut einen hohen Anteil ähnlicher Lipide aufweist, werden sie von ihr gut aufgenommen. Sie ziehen gut in die obersten Hautschichten ein und aktivieren Hautfunktionen. Zu den besten Feuchtigkeitsspendern unter den Ölen gehören Mandel-, Avocado-, Argan- oder Traubenkernöl.

Aloe vera: Das aus dem Milchsaft der Barbados-Aloe gewonnene Aloe-vera-Gel findet sich in zahlreichen Kosmetikprodukten. Es enthält Einfach- und Mehrfachzucker sowie Vitamine und Proteine. Es hat kühlenden Effekt auf die Haut und spendet Feuchtigkeit.

Glyzerin: Ist ein natürlicher Bestand-teil von Fetten und Ölen, die haupt-sächlich aus Triglyceriden (=Glyze-rin mit 3 Fettsäuren) bestehen. In Kosmetikprodukten wird es als Feuchtigkeitsspender eingesetzt, da es in der Lage ist, aufgenommenes Wasser wieder abzugeben. Es verbessert auch die Verteilbarkeit von Ö/W-Emulsionen, wirkt haut-glättend und schützend.

Fettalkohol: Ja, tatsächlich der einzi-ge Alkohol, der keine Feuchtigkeit entzieht. Unter Namen wie Cetearyl Alcohol unterstützt er die Ausbil-dung von stabilen Emulsionen und wirkt feuchtigkeitsspendend.

Kakaobutter: Bildet auf der Haut einen schützenden Film, der die Hautfeuchtigkeit bewahrt. Ver-trägt sich gut mit empfindlicher trockener Haut.

3. Die Hautbesänftiger

Vitamin B$_5$ (Pantothensäure): Ist wichtig für den Hautstoffwechsel. Es unterstützt Rückfettung und Elastizi-

tät. Heilend und antientzündlich wirkt in Cremes Panthenol, eine Vorstufe der Pantothensäure. Es pflegt auch spröde und rissige Haut, kann gegen Rötungen und Sonnenbrand helfen. Zudem aktiviert der Stoff die Zellneubildung.
In: Heilsalben, Hautsprays, Crememasken, Waschemulsionen, Gesichtswasser.

Allantoin: Ist im Zellsaft verschiedener Pflanzen enthalten, wird aber in Nicht-Naturkosmetik meist synthetisch gewonnen. Es wirkt feuchtigkeitsspendend, aber auch beruhigend bei Hautirritationen. In höheren Konzentrationen steckt es auch in Salben zur Behandlung von Narben und Wunden.

Süßholzwurzel-Extrakt: Taucht in der INCI-Liste – der EU-weit geltenden Richtlinie zur Rohstoffbezeichnung in kosmetischen Produkten – oft unter dem Namen „Dipotassium glycyrrhizate" auf. Er beruhigt die Haut und wirkt reizlindernd und antioxidativ.

Nachtkerzenöl: Es enthält mehrfach ungesättigte Omega-6-Fettsäuren wie Linolsäure und Gamma-Linolensäure, die der Körper zum Beispiel bei Neurodermitis nicht selbst ausreichend produzieren kann. Es hilft bei der Regeneration der Haut und hat positiven Einfluss auf schuppende und juckende Prozesse.

Hamamelis-Extrakt: Hat aufgrund seiner Gerbstoffe entzündungshemmende Wirkung. Zudem mindert er die Talgproduktion und verfeinert die Poren.

Ceramide: Eigentlich Lipide, wie sie auch in der Haut vorkommen und als Kitt zwischen den Hautzellen fungieren. Fehlen sie, wird die Haut schuppig und rissig. Sie stecken oft in reichhaltigen Cremes, die die Regeneration der Hautbarriere fördern sollen.

Grüner Tee: Er enthält sekundäre Pflanzenstoffe, wie Polyphenole und EGCG (Epigallocatechingallat), die antibakteriell und entzündungshemmend wirken. Außerdem die Haut vor Umwelteinflüssen und freien Radikalen schützen.

Bisabolol: Der Klassiker, wenn's um die Beruhigung sensibler und irritierter Haut geht. Dabei handelt sich um den entzündungshemmenden Hauptwirkstoff des Kamillenöls. Er weist die gleiche Wirksamkeit wie die Kamille auf, aber eine wesentlich geringere Allergierate.

Sheabutter: Auch bekannt als Karitébutter. Durch seinen hohen Anteil von Vitamin E, Carotinoiden und Allantoin ist das Naturprodukt, das aus Sheanüssen gewonnen wird, eine besonders vielseitige Hautpflege: Es beruhigt und reduziert Entzündungen und spendet Feuchtigkeit. Auch eine super Pflege für trockenes und splissanfälliges Haar.

Die 7 Better-Aging-Strategien

Antifaltencreme auftragen und glatte Haut bekommen? Schön wär's ... leider gehen die Werbeversprechen vieler Cremes nur bedingt in Erfüllung, denn tiefe Falten kann Kosmetik nicht beheben. Das ist durch unsere Gene vorgegeben. Das Vermeiden feiner Fältchen aber haben wir größtenteils in der Hand: Hier können eine abgestimmte Hautpflege und ein bewusster Lifestyle unterstützen.

1. Mild reinigen

Mit den Jahren wird die Haut trockener, fühlt sich rauer an. Oft wird aber zu viel und zu aggressiv gereinigt – zum Beispiel mit alkoholischen Tonics, die reife Haut aber zu stark entfetten. Eine hauttypgerechte Reinigung darf nicht reizen oder austrocknen, muss aber von Schmutz und Schadstoffen befreien und die Poren öffnen, damit die anschließend aufgetragene Pflege besser einziehen kann. Dabei reichen oft, wenn man nicht gerade starkes Make-up trägt, Mizellenprodukte, die nur eine schwach entfettende Wirkung haben, die Haut jedoch von Verunreinigungen befreien.

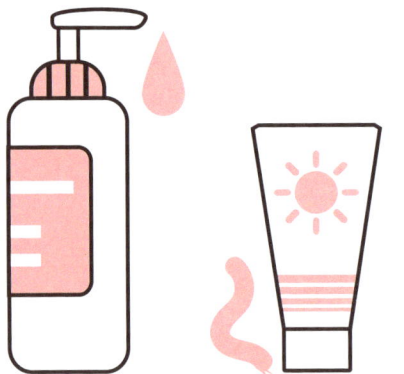

2. Feuchtigkeit ersetzen

Früher wurde Pflege für reife Haut gleichgesetzt mit sehr fetthaltigen Produkten, häufig beworben mit dem Prädikat „reichhaltig". Heute weiß man: Reife Haut verträgt zwar Fette meist gut, braucht in erster Linie aber wasserbindende Substanzen. Wirksame Bestandteile bei Trockenheitsfältchen sind Cremes mit Feuchthaltefaktoren wie Hyaluronsäure und Glyzerin.

3. Vor Sonne schützen

UV-Strahlung lässt die Haut zumindest altern. Heißt: Fältchen, Pigmentflecken, Trockenheit. Wer viel draußen ist, sollte das Gesicht auch abseits vom Strand und sogar im Herbst und Winter mindestens mit Lichtschutzfaktor 30 vor der Sonne schützen. Viele Anti-Aging-Tagescremes oder Make-up-Produkte enthalten deshalb bereits UV-A- und UV-B-Schutz.

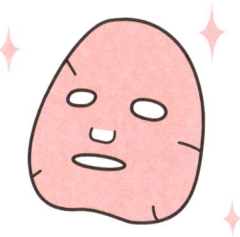

4. Elastizität unterstützen

Wirkungsvolle Pflege fördert auch den Neuaufbau von Kollagen – jene straffenden Fasern, die der Haut ihre Spannkraft und Elastizität geben. Dieser Effekt wird zum Beispiel durch kurzkettige Hyaluronsäure erreicht. Die Moleküle scheinen hauteigene Substanzen zu aktivieren, wodurch es zu einer Kollagenneubildung kommt.

Ähnliche Effekte erzielen auch Wirkstoffe wie Peptide, körpereigene Eiweißbausteine, sowie die Vitamine C, B_3, E. Oder Vitamin A (Retinol), einem der wenigen Stoffe, deren hautstraffende Wirkung belegt ist. Auch gegen Altersflecken punktet Retinol.

Zusätzlichen Zellschutz vor freien Radikalen und Unterstützung bei den Reparaturprozessen der Haut liefern Vitamin C und das aus Weintraubenkernen stammende Antioxidans Resveratrol.

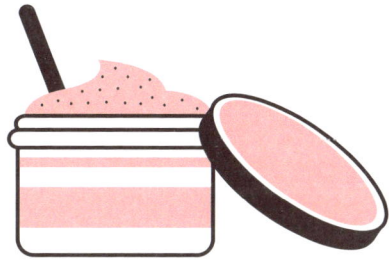

5. Extras gönnen

Eine Extraportion Better Aging bieten Ampullen mit hochkonzentrierten Inhaltsstoffen, die perfekt für eine Anwendung portioniert sind. Sie können nach Bedarf vor der Tages- oder Nachtpflege aufgetragen werden.

Auch reichhaltige Crememasken tun gut, etwa wenn die Haut spannt. Sie enthalten meist wertvolle Pflanzenöle aus Mandeln, Jojoba, Aprikosen, Wildrosen oder Aprikosenkernen. Da diese Masken in der Konsistenz häufig einer Feuchtigkeitscreme ähneln, kann man die Reste nach dem Einwirken sanft einmassieren und z.B. über Nacht wirken lassen, so wird ihr Effekt verstärkt. Die normale Pflege ist danach überflüssig.

Die moderne Variante sind Sheet Masks: Tuchmasken, die aus dünnem Baumwollvlies, Viskose oder Polyester bestehen und mit einem Pflegeserum getränkt sind. Sie liegen wie eine zweite Haut auf – und weil sich darunter ein leichter Wärmestau bildet, ziehen die Wirkstoffe besser ein.

6. Hautfreundlich leben

Das beste Mittel gegen Hautalterung hat man selbst in der Hand: seinen Lebensstil. Denn: Schönheit kommt vor allem von innen. Wenn man gesund isst und sich viel bewegt, sieht die Haut gut aus.

Wichtig auch: Dem neuen Lebensabschnitt mit Gelassenheit begegnen. Eine lange anhaltende Stressbelastung stört das hormonelle Gleichgewicht, das kann zu Unreinheiten führen und schwächt zudem die Immunabwehr. Je besser die funktioniert, desto ungehinderter arbeiten auch Hautzellen – was langfristig straffe Konturen, glattere Haut und rosigen Teint fördert.

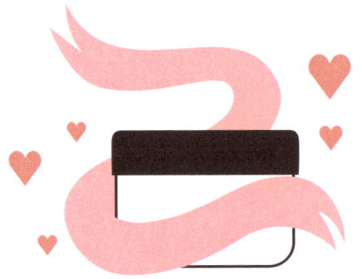

Entspannung
Meditation wirkt positiv auf unser Stresslevel. Doch auf Kommando geht das „An-nichts-Denken" nicht. Lassen Sie sich Zeit. Und benutzen Sie, wenn die Gedanken abschweifen, kleine Tricks, wie sich auf die Atemzüge konzentrieren oder in eine Kerzenflamme blicken. Wichtig: Üben Sie täglich. Unwichtig: wie lange.

7. Auf Schönheitsschlaf achten

Der Hautstoffwechsel läuft in der Nacht auf Hochtouren. In dieser Phase finden wichtige Reparaturprozesse statt – am stärksten in der Zeit zwischen 23 Uhr und 4 Uhr, sagen Studien. Damit die Haut dazu ausreichend Gelegenheit hat, sollte man auch auf ausreichend Schlaf achten. Ideal wäre, beim ersten Anzeichen von Müdigkeit schlafen zu gehen. Wie lange? Das ist individuell verschieden, am besten ausprobieren.

Da die Haut nachts auch aufnahmefähiger ist, können Wirkstoffe in Nachtcremes sie besonders gut unterstützen. Die ideale Ergänzung also für den Schönheitsschlaf: großzügig Nachtcreme auf Gesicht, Hals und Dekolleté verteilen.

Fazit: Das lässt die Haut altern

Urban Pollution: Ozon, Feinstaub und Stickoxide können nicht nur die Hautalterung beschleunigen, sondern auch die Entstehung von Pigmentflecken fördern

Dagegen hilft: gründliche, aber schonende Reinigung

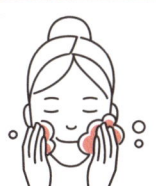

Rauchen: Die Haut von Rauchern altert vorzeitig – charakteristisch sind tiefere Falten, auch an den Lippen, und eine graue, fahle Gesichtsfarbe

Dagegen hilft: am besten sofort aufhören (nicht nur der Haut zuliebe)

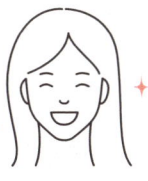

Ruhelosigkeit: Schlafmangel und Stress stören wichtige Reparaturprozesse in der Haut

Dagegen hilft: Entspannungstechniken, Schlafhygiene, ärztliche Hilfe

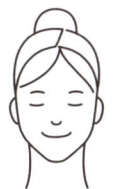

Sonnenlicht: Durch UV-Strahlen gestresste Haut ist dünner, verhornt schneller, hat eine schwächere schützende Fettschicht und weniger Abwehrkräfte

Dagegen hilft: UV-Schutz mit hohem Lichtschutzfaktor, die Mittagssonne meiden

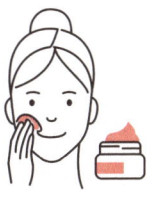

Hautnah am Kunden

Beratung vom Experten, hochwertige Produkte, große Auswahl: Warum es sich lohnt, Kosmetik für den täglichen Bedarf in der Apotheke zu kaufen.

Wissenschaftlich begründet

Rund 38 Prozent aller Apotheker haben sich auf Haut und Kosmetik spezialisiert und bieten individuelle Beratungsleistungen an, zum Beispiel eine Analyse des Hautzustands. Viele haben sogar eigene Kosmetikserien entwickelt – das nötige Grundlagenwissen haben sie dafür. Zudem gibt es eine breite Palette hochwertiger Apothekenkosmetika.

Offenbar hat sich das herumgesprochen: Laut einer Kundenumfrage der Hochschule Pforzheim stimmt mehr als die Hälfte der Befragten der Aussage zu, Hautpflegeprodukte aus der Apotheke seien von hoher Qualität. Auch würden Apotheker gut zu Kosmetik beraten und für den jeweiligen Hautzustand geeignete Präparate empfehlen.

Viele Hersteller und wissenschaftliche Institutionen bemühen sich, der Kosmetik das Unwissenschaftliche zu nehmen, und erfreulicherweise nimmt die Zahl aussagekräftiger Studien zu. Auch ist das Wissen über die Physiologie der Haut in den vergangenen Jahren deutlich gewachsen. Deshalb gelingt es zunehmend, aktive Inhaltsstoffe für Kosmetika zu entwickeln, die sich an der Natur oder körpereigenen Vorgängen orientieren. Einige Hersteller von Apothekenkosmetik haben zudem einen medizinischen Hintergrund und betrachten auch ihre kosmetischen Zubereitungen wissenschaftlicher als manche reinen Kosmetikhersteller.

Lebensqualität cremen

Als unabhängige Organisation legt die Fachgruppe Dermokosmetik der Gesellschaft für Dermopharmazie in ihren Leitlinien Mindestanforderungen zur Qualität von Hautkosmetika fest. Dadurch hat sich die Studienlage zum Beispiel im Bereich der Hautalterung deutlich verbessert. Mittlerweile verfügt man über hochwertige Produktlinien mit wissenschaftlichem Hintergrund – und das zu einem vielfach besseren Preis-Leistungs-Verhältnis als qualitativ vergleichbare Produkte der gehobenen Parfümerie.

Doch Dermokosmetika aus der Apotheke pflegen nicht nur gesunde Haut und lassen sie jünger aussehen. Sie sollen auch die Lebensqualität von Menschen mit Hauterkrankungen verbessern – etwa indem sie Juckreiz lindern und akuten Krankheitsschüben vorbeugen.

Zusätzlich zur ärztlich verordneten Therapie gibt es in der Apotheke geeignete Produkte als Basispflege, die gut verträglich und auch für Allergiker geeignet sind.

Gezielte Prävention

Bei der Wahl der richtigen Präparate ist der Hautzustand entscheidend. Viele meinen, ihren Hauttyp zu kennen, suchen sich aber falsche Pflege aus. So kann etwa bei Neurodermitis, Schuppenflechte oder Rosazea die ohnehin geschädigte Hautbarriere eventuell weiter geschädigt werden. In vielen Apotheken werden daher Cremes, Lotionen und Seren nach eingehender Beratung individuell frisch angefertigt und abgefüllt.

Apothekenkosmetik lässt sich auch vorbeugend einsetzen. Beispiel Neurodermitis: Neue Studien weisen darauf hin, dass konsequente Basispflege ab dem Säuglingsalter bei genetisch vorbelasteten Kindern das Auftreten einer Neurodermitis deutlich reduziert. Und auch bei Sonnenpflegeprodukten aus der Apotheke, etwa zum Schutz vor hellem Hautkrebs, sei die präventive Wirkung unbestritten.

Die Vorteile auf einen Blick

→ **Beratung** Durch ihre Ausbildung wissen Apotheker viel über die Haut. Zahlreiche Apotheker bilden sich zudem auf diesem Gebiet fort. Sie können daher etwa den Hautzustand ihrer Kunden analysieren. Neben hochwertigen Produkten bekommen die Kunden auch eine hochwertige Beratung.

→ **Verträglichkeit** Viele Apotheken-exklusive Pflegeprodukte sind frei von Duft-, Konservierungs- und Farbstoffen. Sie eignen sich daher auch für sensible, allergische oder kranke Haut.

→ **Wirksamkeit** Hersteller von Apothekenkosmetik legen oftmals mehr Gewicht auf Wissenschaftlichkeit als andere Kosmetikfirmen. Sie lassen die Effekte ihrer Produkte in gezielten Studien überprüfen.

→ **Individualität** Vor allem für Allergiker, Menschen mit sehr sensibler oder kranker Haut ist es wichtig, dass die Pflege genau zu den individuellen Bedürfnissen passt. Zahlreiche Apotheker können dann selbst Cremes fertigen, die genau auf den Kunden abgestimmt sind.

→ **Erreichbarkeit** Die Apotheke vor Ort ist bei allen gesundheitlichen Problemen für einen da.

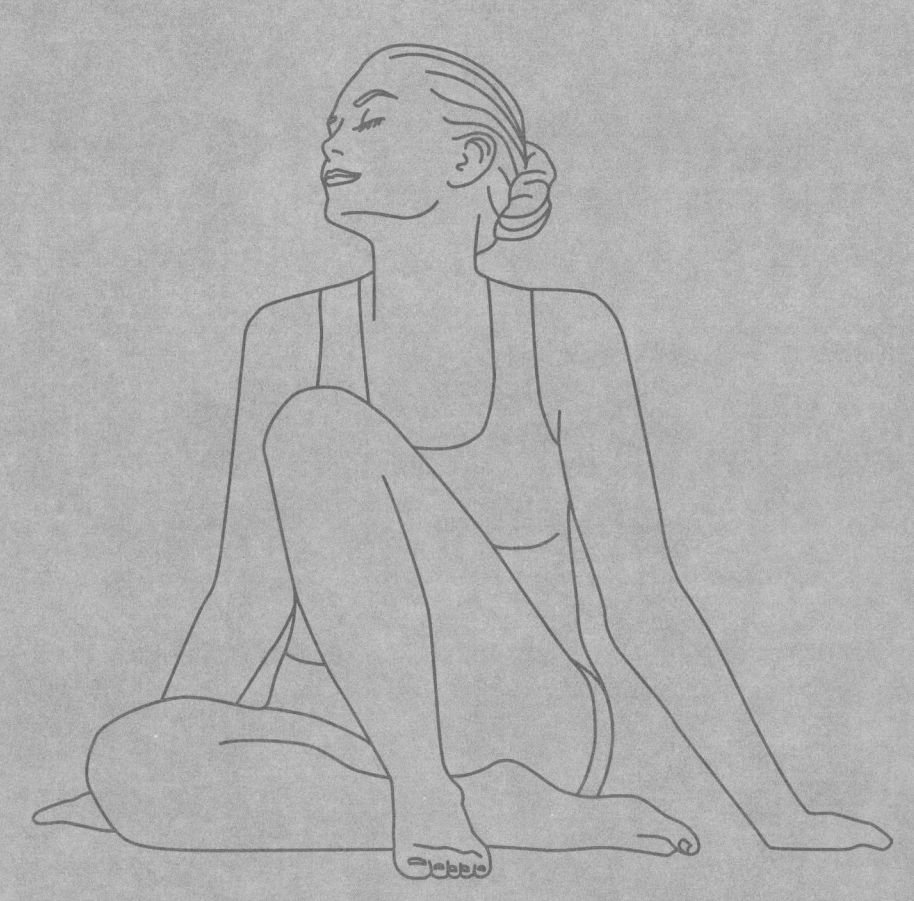

Body, Hände und Füße

Gepflegt, gesund und schön von Kopf bis Fuß?
Kein Problem mit den richtigen
Informationen, Pflegehinweisen und
Tipps, individuell abgestimmt auf jede
Körperregion.

Pflege für den Körper

Die perfekte Hülle: Rund zwei Quadratmeter Haut wollen gepflegt sein. Und das muss man wissen.

Raue Zeiten

Da die Körperhaut weniger Talgdrüsen als die Gesichtshaut hat, hat sie nach langem Duschen und Baden oder im Winter häufig Nachholbedarf in Sachen Pflege. Wenn dann noch hormonelle Veränderungen, etwa in der Menopause, hinzukommen und die Talgdrüsen zunehmend weniger schützendes Fett produzieren, ist ein guter Feuchtigkeitsstatus kaum aufrechtzuerhalten. Das fühlt sich nicht nur unangenehm an, sondern bietet auch eine Eintrittspforte für ungebetene Fremdstoffe wie Bakterien.

Erste Maßnahmen könnten sein: statt lang baden kurz duschen. Das Wasser nicht über 38 Grad erhitzen, damit der Fettfilm nicht zerstört wird. Sanft mit dem Handtuch trocken tupfen statt rubbeln. Statt jeden Tag den ganzen Körper zu duschen oder zu baden, empfehlen Hautärzte, mal nur mit dem Waschlappen Achsel- wie Intimbereich reinigen. Und: mit einem passenden Körperpflegeprodukt die Barriereschicht wieder unterstützen.

Creme oder Lotion?

Wie bei Gesichtspflege auch gibt es inzwischen für jeden Hauttyp und jedes Hautbedürfnis die richtige Körperpflege. Indikator ist immer, wie sich die Haut nach dem Abtrocknen verhält. Je schneller sie spannt, umso reichhaltiger sollte die Pflege sein. Wirkstoffe wie Urea, Hyaluronsäure, Sheabutter und hochwertige Lipide (s. a. S. 52 ff.) sorgen dafür, dass man sich wieder wohl in seiner Haut fühlt. Auch für reife und empfindliche Haut findet sich der richtige Cremetopf: Im Zweifelsfall beim Arzt oder in der Apotheke beraten lassen – viele Apotheken verfügen über Hautmessgeräte, die feststellen, ob Feuchtigkeit oder Fett fehlen.

Welche Konsistenz des Pflegeprodukts ist die beste? Da es sowohl gelartige, leichte Cremes wie reichhaltige Lotions gibt, entscheidet letztlich die eigene Vorliebe.

Kleiner Anhaltspunkt: Spannt die Haut, fehlt Feuchtigkeit, schuppt sie sich, braucht sie ein fetthaltigeres Produkt.

Das geht runter wie Öl

Fette stellen die Hautbarriere wieder her. Warum nicht gleich Öl pur draufgeben? Für die gesunde Haut kein Thema, bei trockener Haut eher kontraproduktiv. Der bessere Weg: emulgieren. Das heißt, das Fett wird in sehr kleinen Tropfen mit Wasser gebunden. In dieser „Emulsions"-Form kann es leichter in die oberste Hautschicht gelangen und eingebaut werden.

Wer naturreines Öl wie Jojoba, Olive oder Nachtkerze verwenden möchte, sollte direkt nach der Dusche dazu greifen. Tragen Sie das Öl auf die leicht feuchte oder handtuchtrockene Haut auf – durch das Reiben wird das Öl emulgiert.

Doppelter Nutzen, einfach gut?

2-in-1-Produkte sind praktisch, da sie Zeit und Geld sparen. Aber sind sie auch ausreichend?

Wer noch was für die Stimmung tun will, kann sich mit seinem liebsten ätherischen Öl eine wohltuende Aroma-Mischung herstellen. Zunächst prüfen, ob man es verträgt: Einen Tropfen mit etwas Öl in die Ellenbeuge geben – zeigt sich nach 24 Stunden keine Irritation, kann man losmischen: 15 bis 20 Tropfen ätherisches Öl in 100 ml hochwertiges Pflanzenöl wie Mandel- oder Jojobaöl geben und in die leicht feuchte Haut einmassieren. Achtung: Ätherische Öle nie bei Säuglingen und Kleinkindern anwenden - schon geringste Mengen können lebensbedrohliche Wirkungen hervorrufen.

Ein Kombiprodukt aus Duschgel und Shampoo ist für normale Haut durchaus mal eine Alternative, vor allem wenn sie Alkylpolyglucoside enthalten. Diese Tenside (waschaktiven Substanzen) sind hautverträglich und verbessern die Kämmbarkeit des Haars. Eine gezielte Pflegewirkung bei höherem Bedarf, etwa bei trockener Haut, schuppigem oder gefärbtem Haar, schaffen die 2-in-1-Produkte aber nicht.

Produkte, die die Haut gleich bei der Reinigung geschmeidig machen, liegen im Trend – ernten aber auch Kritik. Denn die Kombination aus Duschgel und Bodylotion enthält häufig Mikroplastik, das sich nicht vollständig aus dem Abwasser herausfiltern lässt. Zudem ist die Pflegewirkung schwächer als bei hochwertigen Körpercremes. Speziell für trockene, sensible Haut ist der klassische Duschen-Cremen-Ansatz sinnvoller.

Duschen oder baden?

Prickel-Brause oder doch lieber Bade-Wonne? Hier scheiden sich die Geister. Dabei haben beide Reinigungsmethoden das Potenzial, zum Verwöhn-Ritual zu werden.

Duschen:

→ Heiß duschen entspannt die Muskeln, wenn sie nach einem anstrengenden Tag schmerzen – ideale Temperatur: 37 bis 39 Grad.

→ Kühle Schauer bringen den Körper bei Hitze wieder auf Normaltemperatur oder das ganze System runter, wenn man unter Strom steht. Kühl heißt: 20 bis 25 Grad.

→ Wechselspiele stärken Kreislauf und Immunsystem: Erst warm duschen, dann 10 Sekunden kalt und 2 Minuten warm, dreimal wiederholen und kalt abschließen.

→ Nicht überschäumen: Man muss sich zum Duschen nicht komplett einseifen, Achseln und Intimbereich genügen, speziell bei sehr trockener Haut.

→ Cremeduschen oder Duschöle entziehen weniger Fett, sind also freundlicher zu trockener Haut.

→ Gut runterkommen kann man, wenn man den Duschstrahl ein paar Minuten lang auf den Scheitel rieseln lässt – dort sitzen viele Nervenendigungen.

→ Und auch wenn's guttut: Der Haut zuliebe lieber nicht länger als drei bis sieben Minuten unter dem angenehmen Schauer bleiben.

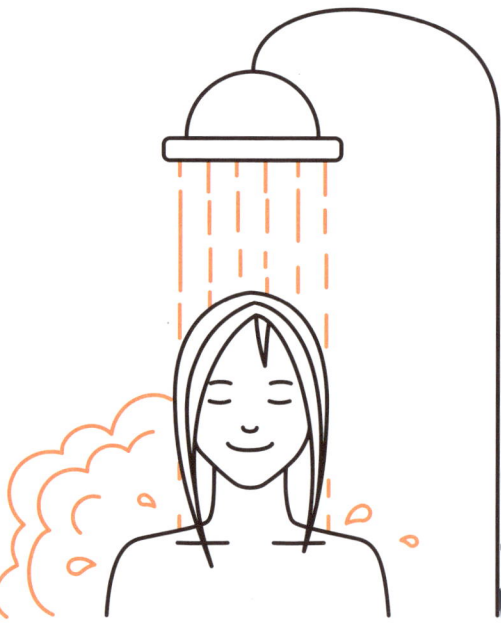

Baden:

→ Anregung und Entspannung liegen bei 32 und 37 Grad. Wenn es über Körpertemperatur hinausgeht, wird's für Haut und Organismus zu anstrengend. Und: 20 Minuten sind das Limit, sonst laugt die Haut zu sehr aus.

→ Relaxt abtauchen kann man mit Badezusätzen wie Melisse, Baldrian oder Lavendel.

→ Badezusätze mit Rosmarin- oder Zitrusextrakten wirken anregend und belebend (gibt's in der Apotheke, auch zum Selbermixen, siehe Tipp unten).

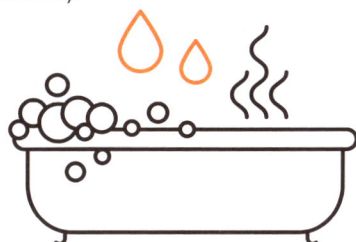

→ Badesalze mit Eukalyptus- und Pinienextrakt lösen Schleim in den Atemwegen.

→ Relaxen mit Wannenyoga: Stützen Sie die Füße am inneren Badewannenrand ab, die Hände an den Waden – dann Oberkörper und Kopf so weit wie möglich auf die Schenkel sinken lassen. Tief in die Dehnung atmen.

→ Erobern Sie das Bad als Wellnesstempel: Kerzen anzünden, Lieblingssong streamen, Schaum in die Luft pusten und eine Quietsche-Ente mitdümpeln lassen.

→ Medizinische Ölbäder zur Hautpflege enthalten hochwertige Mandel- und Erdnussöle oder Linolensäure. (Lassen Sie sich in der Apotheke beraten.)

DIY-Badezusatz – Aromavollbad

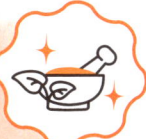

Ätherisches Öl der Wahl in eine Tasse Meersalz geben oder in Milch lösen. Alternativ ein paar Tropfen mit duftneutralen Basisölbädern mischen. Erst in die Wanne geben, wenn sie mit Wasser gefüllt ist (Badezusatz ist nicht für Säuglinge und Kleinkinder geeignet, siehe auch S. 51).

Gepflegt schwitzen

Verschwitzte Haut nach dem Sport ist empfindlich und trocknet schnell aus. Die richtige Trainings-Pflege für Ihre Hülle.

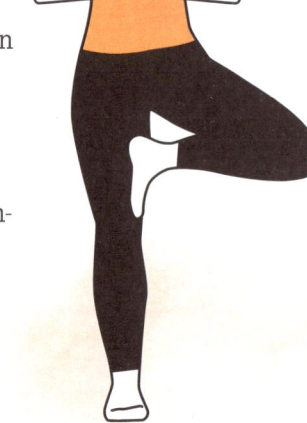

Ab unter die Dusche

Aber nicht sofort nach dem Sport, denn der Kreislauf muss erst ein bisschen runterkommen und die Haut nachschwitzen. Für eine sanfte Reinigung eignen sich Produkte mit einem pH-Wert um 5. Wer unter empfindlicher Haut leidet, kann darauf auch verzichten und nur Wasser benutzen. Wer besonders fettige und unreine Haut hat, greift am besten zu Gel oder Schaum. Trockene Haut pflegen rückfettende Produkte wie Lipolotionen und Öle.

Das passt beim Sport

Die richtige Kleidung sollte atmungsaktiv und nicht zu eng sein. So kommt Luft an die feuchte Haut, es können keine Irritationen oder gar Pickelchen durch Reibung entstehen. Funktionskleidung, etwa aus Merinowolle, Seide oder Synthetikfaser-Mischungen, unterstützt die natürliche Thermoregulation des Körpers.

Dauerhaft zu starke Schweißbildung? Bei großem Leidensdruck an den Hautarzt wenden.

Dem Mief keine Chance geben

Nach dem Sport zumindest die Achseln waschen und die Kleidung wechseln. Schnell riechende Synthetikteile nur einmal tragen und so schnell wie möglich ab in die Wäsche damit.

Deos mit Duftstoffen und Alkohol können empfindliche Haut reizen – beim Sport lieber andere Varianten wählen. Bei übermäßigem Schwitzen Kaffee und Alkohol meiden.

Fitness für die Füße

Beim Schwitzen in engen Schuhen und Socken herrscht feucht-warmes Klima – perfekt für Fußpilz. Er beginnt meist zwischen den Zehen und zeigt sich z.B. in Form nässender, geröteter Risse. Um sich nicht anzustecken, im Fitnessstudio oder Schwimmbad Schlappen tragen und nach dem Duschen Zehen und Zehenzwischenräume gründlich abtrocknen ... und sanft! Das heißt, nicht das Handtuch mit Gewalt zwischen den Zehen durchziehen – das schädigt die Haut erst recht. Ggf. die Zehenzwischenräume nur mit Kosmetiktüchern abtupfen.

Füße außerdem regelmäßig eincremen, damit die Hautbarriere intakt bleibt. Socken und Handtücher bei mindestens 60 Grad waschen, Schuhe regelmäßig auslüften lassen.

Schnelle Erfrischung

Thermalwasser-Sprays sind nach dem Sport perfekte Begleiter. Sie erfrischen die Haut und beruhigen sie. Auf Gesicht, Hals und Dekolleté aufgesprüht, wirken sie durch die Verdunstungskälte wie ein sanft kühlender Instant-Nebel.

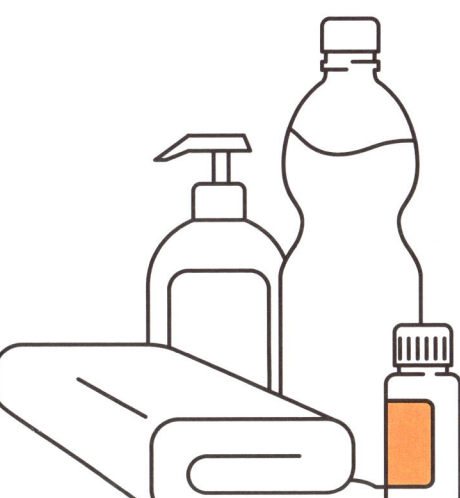

Zum richtigen Zeitpunkt cremen

Nicht zu knapp vor dem Sport eincremen. Sonst werden durch das Schwitzen die Poren versiegelt, die Haut kann nicht „atmen". Nach der Dusche aber – je nach Hauttyp – Creme, Milch, Lotion oder Öl auftragen. Und an die Hautpflege von innen denken: ausreichend Wasser oder ungesüßten Kräutertee trinken!

Straffes Programm

Lästige Dellen: die wichtigsten Fragen (und Antworten) zum Thema Cellulite.

Was ist eigentlich Cellulite?

Darunter versteht man eine Bindegewebsschwäche, die sich in Form von Dellen an Po und Oberschenkeln zeigt – und zwar bei etwa 85 Prozent aller Frauen. Unsere Haut besteht zum Großteil aus dem Strukturprotein Kollagen, das für ihre Festigkeit und Dicke verantwortlich ist. Mit dem Alter nimmt die Kollagenproduktion jedoch ab. Die Folge: Fettzellen können sich an den Kollagenfasern vorbeidrücken – die Haut erscheint dellig.

Wie entstehen die Dellen?

Wie unsere Oberschenkel einmal aussehen werden, entscheidet sich teils bereits im Mutterleib. Schon während der Embryonalentwicklung wird die Beschaffenheit des Bindegewebes unter Einfluss von Hormonen angelegt. Ob straff bis ins hohe Alter oder mit einigen Dellen versehen – das beeinflussen in erster Linie Hormone und Veranlagung, also die Gene. Und vor allem auch das Geschlecht. Schwaches Bindegewebe ist hauptsächlich ein weibliches Problem. Die Mehrzahl der Frauen ist betroffen. Die Natur hat es so eingerichtet, dass ihr Bindegewebe weniger stabil strukturiert ist: Es muss sich bei einer Schwangerschaft dehnen können. Bei Männern ist die Struktur kreuzgitterartig, bei Frauen in Säulen aufgebaut. Fettzellen können sich deshalb bei ihnen zwischen den parallel und senkrecht nach oben angeordneten Fasern in Richtung oberster Hautschicht drücken – und als Dellen sichtbar werden.

Was macht sie schlimmer?

Zwar sind zu viele Kilos keine Ursache von Cellulite – auch schlanke Frauen können von Orangenhaut betroffen sein. Doch überflüssige Pfunde verschlimmern das ästhetische Problem häufig. Die Bindegewebsfasern zwischen den Faszien in der Tiefe und der Hautoberfläche werden auseinandergedehnt, Fettzellen können dazwischen leichter nach oben quellen. Andererseits:

Wer normalgewichtig ist und Muskeln aufbaut, hat auch weniger Fettzellen im Gewebe. Ein gesunder Lebensstil hilft, das Gewicht zu halten beziehungsweise Übergewicht abzubauen. Dazu gehört selbst kochen mit frischen, vitaminreichen Zutaten sowie Salz und Zucker zu reduzieren.

Neben Bewegungsmangel und ungesunder Ernährung steht Rauchen im Verdacht, sich negativ auf das Bindegewebe auszuwirken. Nikotin verringert die Durchblutung, die Zellen werden schlechter mit Nährstoffen versorgt. Erwiesen ist, dass stundenlange Sonnenbäder der Haut schaden und Dellen begünstigen. Denn UV-Strahlen zerstören die elastischen Fasern.

Kann Sport meine Haut straffen?

Ja, regelmäßige Bewegung hilft. Im Prinzip eignet sich jeder Sport, weil er den Stoffwechsel und die Durchblutung anregt. Krafttraining fördert den Muskelaufbau und lässt dadurch die Konturen straffer wirken. Zudem erhöht sich durch das Mehr an Muskeln der Grundumsatz, d.h. der Körper verbraucht mehr Nahrungsenergie, auch schon im Ruhezustand. Regelmäßiger Ausdauersport wie Laufen, Walken oder Radfahren unterstützt das Abnehmen, da dabei ebenfalls ordentlich Kalorien verbrannt werden.

Als unschlagbarer Bein- und Po-Trainer hat sich die klassische Kniebeuge bewährt. Dazu hüftbreit hinstellen und das Gesäß absenken, als würden Sie sich hinsetzen. Die Knie bleiben dabei über den Fersen, und auch das Gewicht liegt auf den Fersen. Langsam die Beine wieder strecken. Jeden Tag zehnmal in die Knie gehen. Wer Knieprobleme hat, sollte sich mit seinem Arzt abstimmen. Alternativ: nicht so tief gehen. Oder: mit dem Rücken an der Wand bis in Sitzposition runterrutschen und halten, so lange es geht.

Auch super: Ausfallschritte. Dazu einen großen Schritt nach vorne machen und in dieser Stellung tief gehen. Das Gewicht ist zu 70 Prozent auf dem vorderen Bein, das hintere Knie berührt einmal kurz den Boden, das vordere Knie bleibt wieder über der Ferse. Machen Sie 15 solcher Schritte pro Tag und Bein. Für alle

Übungen gilt: immer die eigenen körperlichen Grenzen respektieren und achtsam sein – das heißt, aufhören, bevor es wehtut. Wer zusätzlich zu diesen kleinen Krafteinheiten zwei- bis dreimal die Woche schwimmt oder joggt, macht schon viel für eine straffe und gut geformte Silhouette.

Ist Faszientraining ein Cellulitekiller?

Faszien sind Teil unseres Bindegewebes, sie umgeben all unsere Muskeln und Organe. Übungen mit einer speziellen Rolle sollen Verklebungen der Faszien vorbeugen und können sie auch lösen.

Wegrollen kann man die Dellen nicht. Die Kollagensynthese lässt sich durch den Druck von außen nicht stimulieren. Aber das Training presst zumindest die Lymphflüssigkeit aus dem Gewebe, fördert den Lymphfluss, sorgt für eine stärkere Durchblutung und eine bessere Versorgung der Zellen. Dabei walkt man alle Seiten von Oberschenkel und Gesäß durch, indem man sich langsam auf der Rolle hin- und herbewegt, am besten jeden Tag. Das hält Haut und Gewebe geschmeidig.

Wie wirken Wechselduschen?

Sehr gut. Denn: Alles, was die Mikrozirkulation, den Stoffwechsel und den Lymphfluss in der Haut steigert, verbessert das Hautbild. Beim Wechselduschen den Strahl von den Füßen nach oben führen und mit kaltem Wasser abschließen.

Genauso effektiv ist das Trockenbürsten. Die Wirkung der Bürste ist auf trockener Haut wesentlich stärker als auf nasser. Auch hier bei den Füßen starten und in Richtung Herz weitermachen. Bei empfindlicher Haut kann der Peelingeffekt für jeden Tag zu stark sein. Etwas sanfter peelt dann ein Luffaschwamm. Dann cremen: Straffende Hautpflege kann jetzt besonders gut wirken.

Kann man die Dellen wegcremen?

Spezielle Anti-Cellulite-Cremes können die Struktur der Hautoberfläche festigen, aber bis zu den Fettzellen im Gewebe dringen die Wirkstoffe nicht vor. Man kann den Mechanismus, der der Cellulite zugrunde liegt, nicht kausal behandeln. Aber man kann die Symptome abmildern. Disziplin ist gefragt:

Nur wer seine Haut täglich mit der richtigen Pflege behandelt, kann straffende Effekte erzielen. Celluliteprodukte sind Ganzjahresprodukte. Leider fangen die meisten damit erst kurz vor der Bikinisaison an. Effektive Straffmacher sind Öle oder Lotions mit Koffein, Hexapeptiden, Traubenöl, Birke, Wacholder oder Rosmarin.

Was bringen Drainagen?

Durch Lymphdrainagen werden der Blut- und Lymphfluss in den Beinen angeregt. Diese Behandlungen führt der Physiotherapeut durch. Einen langfristigen Erfolg solle man sich davon aber nicht versprechen: Es werden zwar Flüssigkeiten verschoben, an der Struktur des Bindegewebes ändert sich aber nichts.

Der SOS-Trick für tolle Beine

Cellulite-Dellen optisch verschwinden lassen oder zumindest abmildern? Das geht – und zwar am besten mit einem Klecks aus der Selbstbräunertube. Zunächst die Beine gründlich peelen, damit das Ergebnis schön gleichmäßig wird. Dann das Produkt auftragen. Am Knie sparsam sein: Ist die Haut hier rauer, könnte sie die Farbe stärker annehmen.

Selbstbräun-Anfänger legen sich am besten ein Spray zu, das lässt sich leichter auftragen. Das Produkt dann 30 Minuten einziehen lassen. Einziger Haken: Weiße Kleidung sollten Sie jetzt lieber nicht tragen, denn sobald man schwitzt, kann es passieren, dass der Selbstbräuner etwas abfärbt. Also lieber auf farbige Sommergarderobe setzen.

Das Wichtigste auf einen Blick

Was kann helfen, Orangenhaut ein wenig zu lindern oder erst gar nicht entstehen zu lassen?

→ **Gewicht reduzieren** Je weniger überflüssige Pfunde, desto weniger Fettzellen können durch das Bindegewebe nach oben quellen und die unschönen Dellen verursachen.

→ **Sport treiben** Auch wer mehr Muskeln aufbaut, reduziert Fettzellen und stabilisiert das Gewebe.

→ **Sonnenbäder meiden** Lange UV-Strahlung zerstört die elastischen Fasern im Bindegewebe. Auf ausgiebiges Sonnen besser verzichten.

→ **Nicht rauchen** Nikotin verringert die Durchblutung. Die Zellen werden dadurch schlechter mit Nährstoffen versorgt.

→ **Gesund ernähren** Selbst kochen mit frischen, vitaminreichen Zutaten. Am besten den Dickmacher Zucker reduzieren und wenig Salz verwenden. Es fördert Wassereinlagerungen, die Cellulite optisch verstärken.

→ **Stoffwechsel anregen** Massagen und Lymphdrainagen bringen Blut- und Lymphfluss in Bewegung und regen den Stoffwechsel an.

Zarte Zeiten

Hände sind eine Visitenkarte – sagte schon unsere Oma. Wenn man sie richtig behandelt, bleiben sie ein Leben lang schön.

Der einfachste Weg zur Vorsorge vor Infektionen mit Bakterien oder Viren führt zum Waschbecken. Ob beim Nachhausekommen, nach dem Kontakt mit Türklinken oder vor dem Essen: Händewaschen gehört zum Alltag.

Doch die Disziplin in Sachen Hygiene ist für die Haut nicht immer erfreulich. Die Hände spannen, sind trocken, fühlen sich rau und rissig an. Problematisch sind dabei nicht unbedingt Seife und Wasser an sich. Es ist die Häufigkeit der Reinigung, die die schützende Hülle angreift. Warmes Wasser weicht die Hornzellen auf, die Seife entzieht der Haut die Fette. Die sonst so solide Hautbarriere wird instabil, trocknet aus, schuppt. Außerdem entstehen Rötungen und Entzündungen. Denn auch die Immunzellen der Haut reagieren. Sie wollen mögliche Krankheitserreger – Bakterien, Viren oder Pilze – abwehren, die nun leichter eindringen können.

Klassische Seife lieber meiden

Weil Handhygiene eine so wichtige Rolle bei der Vermeidung oder Eindämmung von Infektionen spielt, nutzen viele Menschen Desinfektionsmittel. Für die Haut ist das nicht unbedingt schlecht.

Desinfektionsmittel enthalten Alkohol, etwa Ethanol, Propanol oder Isopropanol. Sie lösen das Fett ebenso aus der oberen Hautschicht wie Seife und Wasser. Der Unterschied: Die gelösten Fette werden nicht abgespült, sondern beim ausgiebigen Verreiben der Haut wieder zurückgegeben. Am besten wäscht man seine Hände deshalb nur so oft wie nötig und geht dabei hautschonend vor. Achten sollte man dabei unter anderem auf lauwarmes Wasser und milde Waschprodukte mit einem pH-Wert von unter 6 sowie auf Inhaltsstoffe wie Glyzerin, Öle oder Urea. Klassische Seifen sollten dagegen eher gemieden werden.

Rückfetten als Strategie

Bei häufigem Händewaschen ist Rückfetten das A und O. Doch welche Creme, Lotion oder Salbe darf es sein? Entscheidend ist der Fettgehalt – wobei aus dermatologischer Sicht wenig Unterschied zwischen Fetten und Ölen besteht. Theoretisch könnte man die Haut also auch mit reinen Fettcremes oder Öl pflegen. Selbst gegen einfache Vaseline ist nichts einzuwenden. Allerdings macht der dicke Fettfilm die Hände für längere Zeit schmierig. Also auf das eigene Empfinden achten: Wenn sich eine Creme auf der Haut unangenehm anfühlt, wird man sie nicht so oft verwenden. Dann nutzen auch alle guten Inhaltsstoffe nichts. Wer auf Substanzen auf Erdölbasis lieber verzichtet, hat die Wahl unter einer Vielzahl von Handpflegeprodukten mit pflanzlichen Fette und Ölen als Grundlage.

Ein Inhaltsstoff, der die Hautgesundheit fast immer fördert, ist Harnstoff (Urea). Er bindet Wasser in der oberen Hautschicht – Cremes mit einem Urea-Anteil von fünf Prozent sind ideal geeignet. Für sehr trockene Haut empfehlen sich Produkte mit mindestens zehn Prozent Urea. Doch Vorsicht: Sie können auf stark gereizter oder rissiger Haut unangenehm brennen. Dann lieber auf einen anderen Wirkstoff umsteigen.

Lieber ohne

Wer empfindliche Haut hat oder zu Allergien neigt, sollte mit Duftstoffen in Pflegeprodukten vorsichtig sein. Ebenfalls besser weglassen: in die Kritik geratene Konservierungsmittel wie Parabene. Generell gilt: Wer unter Allergien oder Neurodermitis leidet, sollte sich beim Hautarzt oder in der Apotheke beraten lassen. Spezielle Cremes oder Salben mit Kortison oder Harnstoff und Salicylsäure können hier hilfreich sein. Kortisonhaltige Cremes sind meist rezeptpflichtig und sollen nur nach Anweisung des Arztes verwendet werden.

Fleckenlos schön

Gegen Pigmentflecken gibt es Handcremes mit Wirkstoffen, die Verfärbungen verblassen lassen, darunter Thiamidol, Azelainsäure, Vitamin C, Glykol- und Fruchtsäuren. Allerdings: Man muss schon etwas Geduld mitbringen, bis Effekte zu sehen sind.

Und komplett verschwinden die Pigmentflecken nicht. Wer die Flecken ganz loswerden will, kann sich beim Hautarzt über Spezialbehandlungen informieren, etwa eine Lasertherapie. Danach gilt: zuerst drei Monate Sonnenverbot, dann eine Handcreme mit Lichtschutzfaktor 50 verwenden.

Vor Sonne schützen

Die Hände sind fast immer der Sonne ausgesetzt, sobald man sich im Freien aufhält. Das gilt übrigens auch bei Autofahrten im Sommer, wenn die Hände auf dem Lenkrad liegen. Während die Frontscheibe gut vor den UV-Strahlen schützt, können die schädlichen Strahlen die seitlichen Fenster leichter durchdringen und so auch auf die Hände auftreffen. Aber auch in der Mittagspause draußen, auf dem Kinderspielplatz oder beim Sport sollten Sie nicht vergessen, Ihre Hände mit Sonnenschutz einzucremen.

Anti-Aging für Hände

Auf Nummer sicher gehen Sie mit speziellen Anti-Aging-Handcremes: Sie haben in der Regel einen hohen Lichtschutzfaktor und punkten zudem noch mit Wirkstoffen wie Vitamin A und E oder Coenzym Q10. Ist die Haut bereits rissig, helfen Stoffe wie Dexpanthenol, das die Regeneration fördert.

Nachtschicht einlegen

Sind die Hände besonders pflegebedürftig, eine dichte Schicht Handcreme vor dem Schlafengehen auftragen und Baumwollhandschuhe darüberziehen. Eine effektive Methode, damit die Creme in Ruhe in die Haut einziehen kann.

Brüchige Nägel

Was die Haut schädigt, kann auch den Nägeln zu schaffen machen: Aggressive Chemikalien in Putzmitteln oder Nagellackentfernern trocknen die Nägel aus und machen sie unelastisch. Dasselbe passiert bei der Verwendung künstlicher Fingernägel oder Gelnägel, die direkt auf die Nagelplatte geklebt werden.

Gut für brüchige Nägel: Spezielle Nagelpflegeprodukte, z.B. mit Mandel- und Olivenöl oder Keratin und Silizium, helfen die Nagelplatte elastisch zu halten – wenn man sie regelmäßig aufträgt.

Auch spezielle Lacke können Nägeln Mineralstoffe zuführen und sie mit einem schützenden Film stabilisieren. Da sie wasserlöslich sind, am besten vor dem Schlafengehen auftragen. Auch Ölbäder und Handpackungen mit Heilerde sollen die Nägel elastischer machen.

Doch brüchige Nägel können auch Symptome für eine ernstere Krankheit sein, für Hautleiden wie Schuppen- oder Knötchenflechte zum Beispiel oder für hormonelle Erkrankungen, etwa der Schilddrüse. Eine Chemotherapie bei Krebs wirkt sich ebenso auf die Nägel aus wie leicht zu behebender Biotinmangel. Werden Nägel plötzlich brüchig oder verfärben sie sich, ist es deshalb immer ratsam, zum Arzt zu gehen.

Nagelpilz aufspüren

Zu den ersten Anzeichen gehören neben Verfärbungen und Verdickungen auch brüchige Stellen. Auch wenn der Befall nur gering ist, sollte man sicherheitshalber den Arzt aufsuchen. Wer großflächige Symptome hat oder Vorerkrankungen, die die Abwehr schwächen (etwa langjährige Diabetiker), sollte auf jeden Fall eine Anti-Pilz-Behandlung nur mit ärztlicher Begleitung durchführen. Ist die Nagelwurzel nicht betroffen, behandelt man etwa mit einem passenden Pilznagellack oder -stift. Bei schwerem Befall ist ggf. eine medikamentöse Behandlung nötig.

DIY-Handpackung für trockene Hände

6 EL Speisequark
1 Eigelb
3 EL Mandelöl

Einfach mischen und die Hände damit bestreichen. 20 Minuten einwirken lassen und mit lauwarmem Wasser abwaschen.

Zeigt her eure Füße ...

Zeit für schöne Füße ist eigentlich immer – nicht nur im Sommer. Schließlich tragen uns unsere Füße im Laufe unseres Lebens rund zweieinhalb mal um den Globus, da haben sie etwas Aufmerksamkeit verdient. Die besten Tipps für einen perfekten Auftritt.

Nackt ist gesünder

Die zahlreichen Muskeln, Sehnen und Bänder in den unteren Extremitäten sind großen Belastungen ausgesetzt. Meist stecken die Füße den ganzen Tag in Schuhen. Wenn diese nicht optimal passen, begünstigt das Fehlstellungen. Die häufigsten Beschwerden und orthopädischen Probleme reichen von Hühneraugen und Hornhaut bis hin zu Krallen- und Ballenzehen (Hallux valgus).

Der einfachste Weg, den Füßen etwas Gutes zu tun: barfuß laufen. Das stimuliert die Nerven, Muskeln und Sehnen in der Sohle und stärkt ihr Zusammenspiel – vor allem, wenn man über natürliche Untergründe wandelt.

Trockene Haut besänftigen

Typisches Winterproblem, nicht nur im Gesicht: trockene Kälte draußen und trockene Wärme drinnen, die der Haut Feuchtigkeit entziehen. Da sollten auch die Füße Extra-Cremeeinheiten bekommen. Bodylotion ist gut, noch besser eine spezielle Fußcreme. Dabei auf beruhigende Stoffe wie Bisabolol, Dexpanthenol, Allantoin oder Kamillenauszüge sowie auf Feuchtigkeitsspender wie Urea, Mandelöl und Kokosöl achten. Feuchtigkeit in Schuh oder Strumpf jedoch können wir nicht gebrauchen. Sie weicht die Haut auf und macht sie anfällig für Verletzungen oder Pilze. Daher Socken aus natürlichen Materialien wie Baumwolle tragen, die Feuchtigkeit aufnehmen können. Außerdem darauf achten, dass Schuhe wie Strümpfe nicht einengen.

Schrunden verhindern

Hornhaut kann nicht nur stören, sie birgt die Gefahr von Rhagaden (Schrunden). Wenn die Haut nicht elastisch ist und der Walkbewegung beim Laufen nicht mehr folgen kann, kann sie aufplatzen. Hier heißt es sofort handeln: **1.** Feuchtigkeitsspendende Pflege. **2.** Ursachenforschung betreiben: Hat man vielleicht Pantoffeln, auf deren Rand man ständig tritt? **3.** Bevor sich die Schrunden manifestieren, ab zum Fachmann – besonders, wenn sie bluten.

Tipp bei eingerissenen Fersen: Hydrokolloid-Pflaster, das man z.B. auch bei Blasen verwendet, auflegen. Es bleibt mehrere Tage auf der Haut und bildet eine schützende Schicht, die Wasserverlust durch die Haut verhindert, die Haut geschmeidiger macht und Wundheilung unterstützt. Zudem hält es Risskanten mechanisch zusammen, sodass sie von unten her heilen können.

Hühneraugen loswerden

Bei punktueller Druckbelastung bildet sich zunächst zum Schutz Hornhaut. Besteht der Druck länger, wird diese immer tiefer in die Haut gedrückt und darüber bildet sich neue Hornhaut. So entsteht ein harter Hornhautkern, das Hühnerauge – schon innerhalb von wenigen Tagen! Klassiker: am kleinen Zeh außen, aber auch im Zehenzwischenraum, wenn die Gelenke der Zehen zusammengedrückt werden.

Die Behandlung beim Profi sieht so aus: Zunächst wird die Hornhaut abgetragen, so weit wie möglich auch vom Kern. Sehr vorsichtig, da jede Verletzung mit Narbenbildung einhergeht und

DIY-Fußpeeling

Man nehme: **Gemahlene Kaffeebohnen** oder übrig gebliebenen Kaffeesatz und mische das Ganze mit **drei Esslöffeln hochwertigem Mandelöl** aus der Apotheke. Wer mag, kann noch etwas Zucker dazugeben, das verstärkt den Massage-Effekt.

die Gefahr von neuem Druck birgt. Dann wird die Stelle mit speziellen Verbänden druckentlastet.

Wer selbst Hand anlegt, sollte bei Tinkturen oder Pflaster immer darauf achten, nur das betroffene Hautareal zu behandeln. Die umliegenden Bereiche am besten mit Vaseline schützen. Im Anfangsstadium kann man die verdickte Hornschicht nach einem Fußbad auch sukzessive vorsichtig mit einer Feile abtragen.

Den Füßen Beine machen

Mit speziellen Trainings, zum Beispiel: sich abwechselnd auf die Zehen und Fersen stellen. Eine weitere gute Übung ist der Einbeinstand auf weichem Untergrund, etwa auf Sand oder Rasen. Jeweils eine Minute lang so bleiben, dann wechseln. Wer das Gleichgewicht bereits gut halten kann, malt mit dem Bein, das nicht auf der Erde steht, kleine Kreise oder Rechtecke in die Luft. Fortgeschrittene balancieren über eine knapp über dem Erdboden gespannte Slackline oder auf einem Wackelbrett. Dieses Gymnastikgerät ist auch in vielen Fitnessstudios populär und wird dort in Kursen eingesetzt.

Blasen vorbeugen

Das erste Tragen von neuen Schuhen geht oft mit Blasen und Druckstellen einher. Tipp: Schuhe immer vor dem Tragen einlaufen, am besten zu Hause. Und: Neue Schuhe vorzugsweise nachmittags kaufen – denn ab etwa 16 Uhr schwellen die Füße an. Auch dann sollten Gelkissen oder Silikoneinlagen noch bequem hineinpassen. Sie können für mehr rutschfesten Halt und durch die Polsterung für Druckentlastung sorgen. In der Apotheke gibt es verschiedene Einlagen, je nach Problemzone für Fußballen, -gewölbe oder Ferse.

Wer zu Blasen neigt, kann vorbeugend Blasenpflaster aufkleben. Anti-Blasen-Gels bilden einen unsichtbaren Film und pflegen mit Panthenol oder Calendula-Extrakt.

Müffel-Füße bekämpfen

Das A und O: täglich Socken wechseln und Schuhe nicht zwei Tage hintereinander anziehen, damit sie Zeit zum „Auslüften" und Trocknen haben. Und natürlich auch täglich die Füße waschen. Ideal sind Fußbäder mit Wirkstoffen, die einen adstringierenden (zusammenziehenden) Effekt auf die Poren entfalten, z.B. Gerbstoffe aus Eichenrinde oder Hamamelisblätter-Extrakt. Gut sind auch ätherische Öle, wie z.B. Lavendel, Geraniol oder Citronell, die antimikrobielle Eigenschaften haben. Zur anschließenden Pflege gibt es auch Cremes mit gleichen Zusätzen. Unangenehmer Geruch verduftet durch Fußdeos. Für prima Klima sorgt auch Fußpuder, der Feuchtigkeit bindet und somit Bakterien keinen Boden mehr bietet. Ebenso Fußprodukte, die Bakterienwachstum mit Silber hemmen.

Wenig erfolgreich werden die Maßnahmen aber bei einer übermäßigen Schweißproduktion, einer sogenannten Hyperhidrose, sein. Hier ist der Dermatologe gefragt, der möglicherweise Iontophorese-Bäder verordnet – das ist eine Form von niedrigfrequenter Elektrotherapie, durch die übermäßige Schweißbildung eingedämmt wird. Gute Erfolge erzielt man inzwischen auch durch Botox-Injektionen, die Schweißdrüsen lahmlegen.

Diabetiker, aufpassen!

Wer an Diabetes leidet, sollte auf seine Füße besonders achten. Wenn bereits die Durchblutung vermindert ist oder Nervenschäden bestehen, können aus kleinsten Verletzungen komplizierte, schlecht heilende Wunden werden. Auffälligkeiten immer sofort mit dem Arzt abklären.

Tabu sind für Diabetiker Hornhautfeilen und –raspeln aus Metall. Und Hornhaut nie mit der Schere bearbeiten. Auch Hühneraugen sollten ausschließlich im Rahmen einer medizinischen Fußpflege behandelt bzw. entfernt werden. Das Risiko für schlecht heilende Verletzungen ist sonst zu groß.

Vorsicht auch vor zu heißen Fußbädern. Sind die Nerven geschädigt, drohen Verbrühungen. Diabetiker mit bekannten Fußproblemen sollten auch nicht barfuß laufen, weil das zu schlecht heilenden Verletzungen führen kann. Auch wichtig: Hinterher den Zehenzwischenraum gut abtrocknen – sonst quillt die Haut weiter und bietet Eintrittspforten für Bakterien.

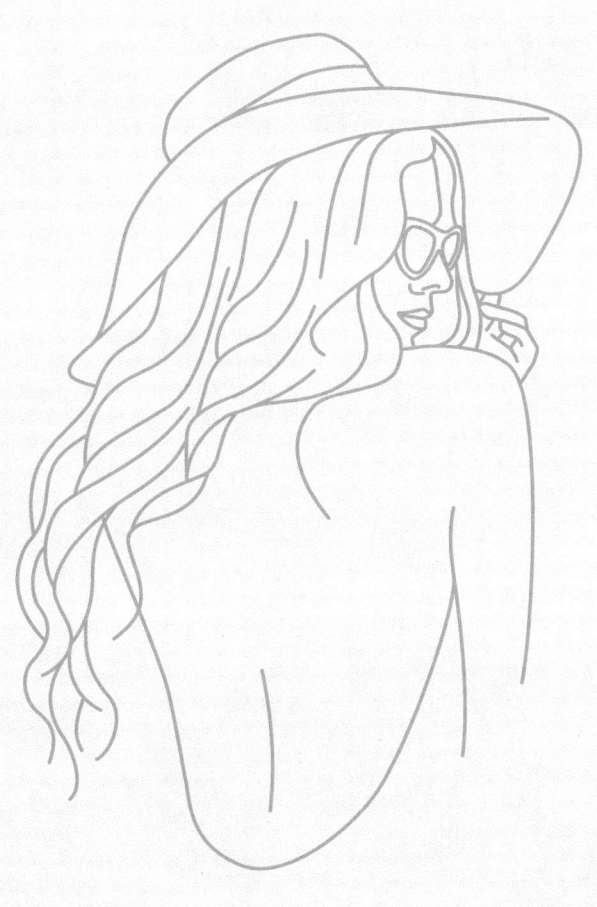

Haut und Sonne

So sehr wir die Sonne lieben:
Unsere Haut braucht nicht nur besonderen
Sonnenschutz, sondern auch besondere
Pflege. So bleibt sie auch
im Sommer strahlend schön und gesund.

Sommer, Sonne, Schutz

Endlich Sommer! Für unser Wohlbefinden ist warmes, sonniges Wetter mit das beste Mittel. Damit es nicht nur der Psyche, sondern auch der Haut gut geht, hier der Rundum-safer-Sun-Guide.

Unsere Haut sollte immer gut gegen Sonne geschützt werden – und zwar im Sommer wie im Winter. Sonnenschutzprodukte enthalten spezielle Filter, die die Haut vor schädlichen UV-Strahlen schützen. Doch Sonnenschutz ist nicht gleich Sonnenschutz.

Die Regale in Apotheken und Drogeriemärkten sind voll mit unterschiedlichen Produkten. Es gibt Angebote in verschiedenen Konsistenzen, Make-ups mit UV-Filter, spezielle Mittel für Kinder. Und so finden Sie, was sie brauchen.

1. Die richtige Konsistenz:

Welches Produkt ist gut für mich?
<u>Creme:</u> Sie hat den höchsten Fettgehalt. Eine gute Variante für alle mit trockener Haut.
<u>Lotion:</u> Sie enthält weniger Fett und mehr Wasser als eine Creme. Sie ist flüssiger und lässt sich leichter auftragen – besonders auf größeren Flächen am Körper.
<u>Gel:</u> Es wirkt ohne Fette und Emulgatoren. Deshalb eignet es sich gut für Mischhaut und bei Sonnenunverträglichkeiten wie der polymorphen Lichtdermatose oder der Mallorca-Akne. Aber auch unreine Haut profitiert davon.
<u>Spray:</u> Es zieht gut ein, glänzt nicht und lässt sich einfach verteilen – auch auf behaarter Haut. Praktisch auch, um die Kopfhaut zu schützen. Für Sprays gilt: für lückenlosen Schutz nicht nur aufsprühen, sondern auch mit der Hand verteilen!

2 Der passende Filter:

<u>Chemische Filter</u> wandeln UV-Strahlen in energieärmere Strahlen um und geben sie wieder ab, <u>physikalische Filter</u> hingegen reflektieren sie wie ein Spiegel. Beides wirkt sehr gut. Kritik gibt es dennoch: Chemischen Filtern wurde eine hormonelle Wirkung

UV-A- und UV-B-Strahlung

UV-A-Strahlen dringen bis in die Lederhaut vor, UV-B-Strahlen nur bis zur Hornhaut. UV-A-Strahlen können in hohen Dosen Sonnenbrände auslösen und stehen im Verdacht, Hautalterung (Photoaging), bestimmte Allergien und schwarzen Hautkrebs (Melanome) zu fördern.

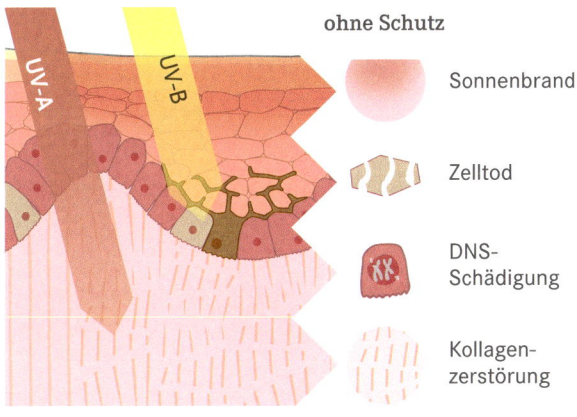

ohne Schutz

Sonnenbrand

Zelltod

DNS-Schädigung

Kollagen-zerstörung

---

unterstellt – die neue Studienlage ergibt aber kein erhöhtes Risiko, etwa für Brustkrebspatientinnen. Zudem kann chemischer Sonnenschutz Hautallergien fördern. Moderne mineralische Filter in Nanopartikel-Größe können angeblich in den Organismus gelangen.

Wer auf Nummer sicher gehen will oder empfindliche Haut hat, setzt auf herkömmliche physikalische (mineralische) Filter. Die Titan- oder Zinkoxid-Filter darin sind größer, werden also mit Sicherheit nicht vom Körper aufgenommen. Sonnenschutzprodukte mit chemischem Filter sollten eine halbe Stunde vor dem Sonnen aufgetragen werden. Denn: Bevor sie wirken können, müssen sie erst in die obere Hautschicht eindringen.

3. Der Faktor ist entscheidend:

Je heller die Haut, desto höher muss der Lichtschutzfaktor (LSF) sein. LSF unter 20: Produkte mit einem Lichtschutzfaktor von unter 20 findet man immer seltener. Und wenn doch: Sonnenanbeter sollten immer höhere Schutzfaktoren wählen.
LSF 30: So hoch sollte er mindestens sein. Denn die angegebene Schutzleistung wird tatsächlich meist nie erreicht – weil die Creme nicht dick genug aufgetragen wird (siehe auch Punkt 5).
LSF 50: Dieser LSF ist vor allem für Menschen mit heller Haut ratsam. Im Gebirge oder am Wasser, vor allem in Äquatornähe aber ein Muss für alle.

Was bedeutet denn der Faktor?

Bei einem LSF 50 kann man 50-mal länger in der Sonne bleiben, als es der Eigenschutz der Haut eigentlich erlaubt. Klingt zunächst viel, ist aber abhängig von Hauttyp und UV-Intensität.

Wer sehr helle Haut hat und schon nach fünf Minuten rot wird, hat mit Lichtschutzfaktor 50 etwa 250 Minuten Schutz, also um die vier Stunden. Dermatologen raten, dieses Limit nur zu zwei Dritteln auszureizen. Das heißt: Statt 250 Minuten allenfalls 150 Minuten.

4. Die richtige Reihenfolge: So klappt's mit dem Cremen

Wer ein Serum oder medizinische Präparate verwendet: Erst kommt das Wirkstoffpräparat. Wenn es eingezogen ist – frühestens eine halbe Stunde später – wird der UV-Schutz aufgetragen. Danach kommt das Make-up. Nur beim Mückenschutz ist es anders: Hier wird zuerst der Sonnenschutz (möglichst duftfrei) aufgetragen, 30 Minuten später der Mückenschutz.

5. So viel Sonnenschutz braucht die Haut:

Um den auf der Packung angegebenen. Lichtschutzfaktor zu erreichen, braucht man zwei Milligramm pro Quadratzentimeter Haut. Das entspricht ungefähr einem Teelöffel oder 2,5 Fingerkuppen für das Gesicht und bis zu sieben Esslöffeln für den Körper eines Erwachsenen. Die empfohlenen Mengen zeigt die Tabelle auf der rechten Seite.

Bei Sprays gilt: 15 Sprühstöße pro größerer Hautpartie wie Arm oder Bein. Etwas Hilfestellung zur Menge gibt es auch auf einigen Verpackungen. Wichtig: überall cremen – auch an und unter den Rändern der Badekleidung.

6. Schutz in den Alltag integrieren

Ein guter Allrounder, wenn man den größten Teil des Tages im Büro verbringt, sind Make-up-Produkte mit UV-Filter. Alle, die mehr Sonnenkontakt haben, finden in den Apotheken eine immer größere Auswahl von getönten Sonnenschutzprodukten:

 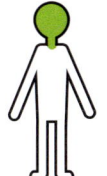 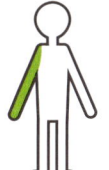 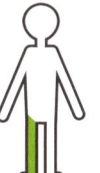 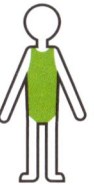 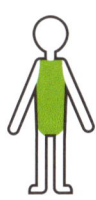

Alter	Gesicht und Nacken	Arm und Hand	Bein und Fuß	Brust und Bauch	Rücken und Gesäß
3–6 Monate	1	1	1,5	1	1,5
1–2 Jahre	1,5	1,5	2	2	3
3–5 Jahre	1,5	2	3	3	3,5
6–10 Jahre	2	2,5	4,5	3,5	5
Erwachsene	2,5	3 (Arm), 1 (Hand)	6 (Bein), 2 (Fuß)	7	7

Von Compact-Puder bis Foundation – sie sind vollwertiges Make-up und enthalten zudem einen umfassenden Schutzkomplex gegen UV-Strahlen (normale Make-ups haben meist keinen ausreichenden Schutz gegen UV-A-Strahlen, die in tiefere Hautschichten eindringen).

7. Keine Angst vor Vitamin-D-Mangel

Viele fürchten, dass wegen der Sonnenschutzcremes nicht genug UV-B-Strahlen auf die Haut kommen, mit deren Hilfe im Körper Vitamin D gebildet wird. Ob ein gesundheitlich relevanter Mangel an Vitamin D vorliegt, kann man im Blut messen. Wenn ja, kann er mit Tabletten ausgeglichen werden.

Warum ist Ihnen Sonnenschutz wichtig?

84 Prozent der Bundesbürger halten den Lichtschutzfaktor für das Wichtigste. Das ergab eine Umfrage des Sinus-Marktforschungsinstituts im Auftrag von YouGov. Danach folgen Hautverträglichkeit, Preis und Wasserfestigkeit.

Das beliebteste Produkt ist mit 78 Prozent die Sonnencreme oder -milch. 43 Prozent der Befragten gaben an, Angst davor zu haben, an Hautkrebs zu erkranken. 30 Prozent fürchten laut Umfrage vorzeitige Falten.

Die 6 Phototypen:

Wie lange reicht mein Eigenschutz
bei UV-Index 8 (sonnenbrandwirksame UV-Bestrahlungs-stärke, den man z.B. über den Deutschen Wetterdienst oder entsprechende Apps erfährt)?

Typ 1:
sehr helle Haut, Sommersprossen, (rötlich) blondes Haar, Eigen-schutzzeit: maxi-mal 15 Minuten

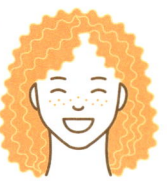

Typ 2:
helle Haut, (dunkel-)blonde Haare, Eigenschutzzeit: maximal 20 Minuten

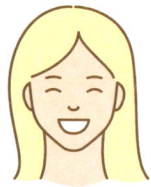

Typ 3:
helle bis hellbraune Haut, dunkelblonde bis braune Haare, Eigenschutzzeit: maximal 30 Minuten

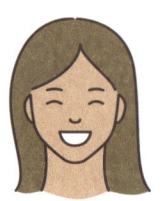

Typ 4:
hellbraune Haut, dunkelbraune Haare, Eigenschutzzeit: maximal 40 Minuten

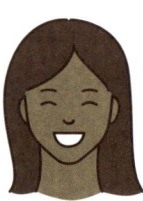

Typ 5:
braune Haut, fast schwarze Haare, Eigenschutzzeit: maximal 60 Minuten

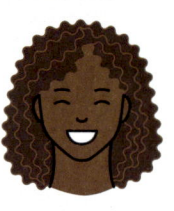

Typ 6:
dunkelbraune Haut, schwarze Haare, Eigenschutzzeit: maximal 90 Minuten

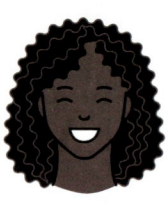

Kinderhaut braucht besonderen Schutz

Sonnenbrände in der Kindheit sind besonders gefährlich. Die wirklich ernsten Folgen spüren wir allerdings erst 30 bis 40 Jahre später. Kinderhaut ähnelt in ihrer Struktur zwar der Haut von Erwachsenen, die Schutzbarriere ist aber noch nicht ausgereift.

Diese Sonnen-Regeln gelten für Kinder

- **Keine direkte Sonne im ersten Lebensjahr:** Kinderhaut ist dünner und kann sich schlechter gegen Sonnenschäden wehren. Im ersten Lebensjahr sollen Kinder nach Möglichkeit gar nicht der direkten Sonne ausgesetzt werden. Sonnenschutzprodukte sollten im ersten Lebensjahr möglichst nicht verwendet werden, da sie die empfindliche Babyhaut unnötig belasten.

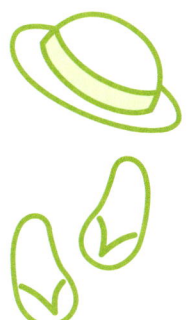

- **Keine Sonnencreme unter LSF 50:** Ab dem zweiten Lebensjahr werden Lichtschutzkleidung und Präparate mit hohem mineralischem Lichtschutzfilter empfohlen. Denn: Man nimmt an, dass drei schwere Sonnenbrände in der Kindheit das lebenslange Hautkrebsrisiko um den Faktor drei bis vier erhöhen. Sonnenschutzmittel, die sich speziell für Kinderhaut eignen, gibt es in Apotheken. Cremes und Lotionen trocken die Kinderhaut weniger aus als zum Beispiel Gele, sagt die Bundeszentrale für gesundheitliche Aufklärung.

- **Auf Doppelschutz setzen:** Zusätzlich Hut, T-Shirt und Hose schützen noch besser – am besten aber mit zertifiziertem UV-Schutzfaktor (UPF). UPF 50 besagt: Die Kleidung lässt weniger als ein Fünfzigstel der Strahlung durch.

Andere Länder, andere Produkte

Urlaub – die schönste Zeit im Jahr! Worauf Sie beim Kauf von Pflegeprodukten im Ausland achten sollten – und wovon Sie besser die Finger lassen.

Im Zweifel besser selbst mitbringen

Mit Sommerurlaub verbinden viele Strand und Meer. Ein vernünftiger Umgang mit der Sonne ist gerade dort ein Muss. Dazu gehört der richtige Schutz. Doch kauft man Sonnencreme besser zu Hause oder erst am Urlaubsort? Allergiker und Personen mit empfindlicher Haut sollten ihren gewohnten Sonnenschutz in ausreichender Menge mitnehmen. Wer in Europa bleibt, kann sicher sein: Kosmetika, die nach der EU-Kosmetik-Richtlinie zugelassen sind, enthalten nur entsprechend geprüfte und als nicht giftig wirkend eingestufte Inhaltsstoffe. Das gilt auch für UV-Filter – allerdings: Für Allergiker gibt es kaum „unbedenkliche" Filter, da sie Hautreizungen auslösen können.

Lokal inspirieren lassen

Wer plant, im Winter Sonne in Australien oder Neuseeland zu tanken, muss besonders aufpassen. Die Sonneneinstrahlung ist dann dort besonders stark. Hautkrebs ist die häufigste Krebsart in diesen Ländern. Auf der offiziellen Tourismus-Webseite australia.com wird geraten, möglichst viel Haut mit entsprechender Kleidung zu bedecken. Der Cancer Council Australia, eine Nichtregierungsorganisation für Krebsvorbeugung, stattet teilweise Unterkünfte mit kostenloser Sonnencreme für Gäste aus. Lichtschutzfaktor 50+ ist Standard. In Neuseeland verteilt die Organisation Cancer Society kostenlos Sonnencreme, etwa an Bushaltestellen. Die Hautschutz-Kampagne „Slip" (langärmeliges Hemd anziehen), „Slop" (Hut aufsetzen), „Slap" (ausreichend Sonnencreme verwenden) kennt dort jeder.

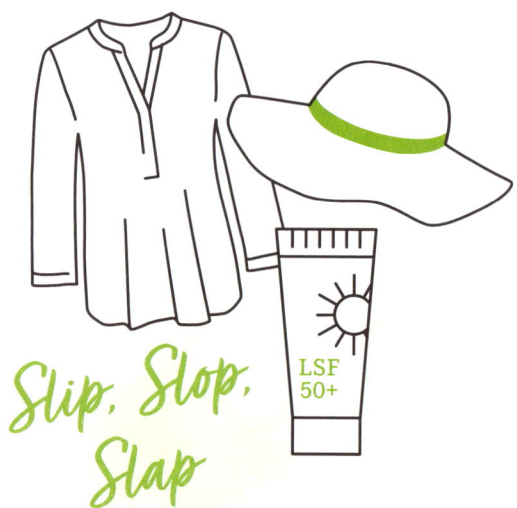

Slip, Slop, Slap

LSF 50+

UV-Index checken

In südlichen Ländern ist der UV-Index (gibt die sonnenbrandwirksame Bestrahlungsstärke an) oft höher als in Deutschland, Werte über 8 sind keine Seltenheit. Unbedenklich sind Werte zwischen 0 und 2, mittlere Belastung zwischen 3 und 7. Die gesundheitliche Gefährdung stuft die Weltgesundheitsorganisation WHO ab 6 als hoch ein, damit steigt das Hautkrebsrisiko. Der UV-Index wird auf vielen Wetter-Apps angezeigt, monatliche Durchschnittswerte gibt es auf der Internetseite der WHO. Zusätzlich sollte man seinen eigenen Hauttyp berücksichtigen und die Zeit, die man in der Sonne verbringt. Dementsprechend ist ein ausreichend hoher Lichtschutzfaktor (LSF) zu wählen. Der LSF wird auch als SPF (Sun Protection Factor) angegeben.

Shop local

Aber: In allen Ländern gibt es große Preisunterschiede bei Sonnenschutzmitteln. Billig muss zwar nicht wirkungslos sein. Wenn man sich aber unsicher ist, sollte man lieber ein paar Euro mehr ausgeben und in seriösen Geschäften kaufen. Dazu zählen zum Beispiel Apotheken, wo Kunden sich gemäß ihrem Hauttyp beraten lassen können.

Achtung, Fälschung

Auf Touristenmärkten und an Stränden hat gefälschte Kosmetik Hochkonjunktur. 2017 wurden an den EU-Außengrenzen Kosmetika im Wert von circa 26,5 Millionen Euro sichergestellt, ermittelte der VKE (Verband der Vertriebsfirmen Kosmetischer Erzeugnisse). Mögliche Folge: Sonnenbrand durch fehlenden Lichtschutz oder Hautirritationen. Woran man Fälschungen erkennt? Oft nicht am Preis. Bei Verpackungen jedoch sind schlechteres Material, ein unsauber aufgebrachter Markenname oder fehlende Produktinformationen verdächtig.

Vorsicht vor Hautaufhellern

Was bei uns die gesunde Bräune ist, ist in vielen asiatischen und afrikanischen Ländern die vornehme Blässe. Die Hautaufheller-Industrie boomt. Bei Aufhellungspräparaten werden Octadecadiensäure, Kojisäure, Arbutin, Rucinol, Vitamin C, Lipohydroxysäure sowie verschiedene Fruchtsäuren eingesetzt. Diese Melaninblocker berauben die Haut ihres natürlichen UV-Schutzes. Dazu gehört auch Hydrochinon, das Ärzte in maximaler Konzentration von fünf Prozent bei Pigmentstörungen verwenden – in der EU ist dieser Wirkstoff in kosmetischen Mitteln jedoch verboten.

Sonnen-Knigge

Ohne Sonne könnten wir nicht leben. Doch auch ein Zuviel an Sonne kann für uns gefährlich werden. Mit diesen Regeln können Sie immer auf Nummer sicher gehen.

→ **Sonne hat viel Positives zu bieten:** Unser Körper braucht sie, um das lebenswichtige Vitamin D produzieren zu können, sie sorgt für gute Laune und macht uns einen schönen Teint. Dennoch gilt: Den Sommer sollte man weitgehend im Schatten genießen! UV-Strahlung ist eindeutig krebserzeugend – und wird von der Internationalen Krebsforschungsagentur in die höchste Kategorie tumorauslösender Faktoren eingestuft.

→ **Das Strahlen-Konto nicht überziehen:** Die Haut merkt sich jede Belastung. Zwar wird in den Pigmentzellen Melanin gebildet, das sich wie ein Schirm über den Zellkern legt und UV-Strahlen abwehrt: Damit erreicht die Haut selbst aber maximal einen Lichtschutzfaktor von 4.

→ **Sonnenbrand ernst nehmen:** Die Rötung der Haut verschwindet zwar wieder, aber nicht jede defekte Zelle wird repariert. Oft handelt es sich dabei um Stammzellen. Sie haben eine unbegrenzte Lebensdauer und können neue Hautzellen bilden. Vermehren sich genetisch veränderte Stammzellen, steigt das Risiko für Hautkrebs.

→ **Wolken nicht unterschätzen:** Sie halten nur 10 Prozent der UV-Strahlung ab, deshalb auch bei bedecktem Himmel auf Sonnenschutz achten.

→ **Sich nicht auf Bäume verlassen:** Sie spenden zwar Schatten, fangen aber nur etwa 50 Prozent der UV-Strahlung ab. Also: trotzdem schmieren!

→ **Auch im Wasser aufpassen:** Wasser reflektiert UV-Strahlung und verstärkt sie. In einem Meter Tiefe sind noch 75 Prozent der UV-B-Strahlung messbar. Deshalb unbedingt wasserfesten UV-Schutz auftragen. Wasserfest heißt allerdings nur, dass nach zwei Mal 20 Minuten im Wasser noch 50 Prozent der ursprünglichen Schutzleistung vorhanden ist. Deshalb empfiehlt es sich, wenn man länger im Wasser ist, UV-Badekleidung oder Schutzkleidung zu tragen.

→ **Auf Hut und Brille (mit UV-Schutz-Gläsern) setzen:** Denn die Kopfhaut kann man oft schwer, die Augen gar nicht eincremen.

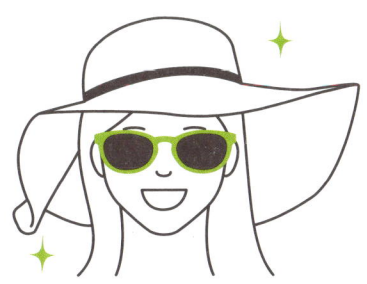

→ Auf den UV-Index achten:
Er gibt die Stärke der UV-Strahlung
auf der Erde wieder. Gängige Wetter-
Apps zeigen den UV-Index an.
Unbedenklich sind Werte zwischen
0 und 2, mittlere Belastung zwischen
3 und 7. Ab 8 sind unbedingt Sonnen-
schutzmaßnahmen nötig.

→ Hautkrebs-Screening nutzen:
Gesetzlich Versicherte haben ab
35 Jahren alle zwei Jahre Anspruch
auf eine Hautkrebs-Früherkennungs-
untersuchung. Das Screening als
Kassenleistung bieten Dermatologen
und Hausärzte an, die dafür zertifi-
ziert sind.

**→ Mittags Siesta im Schatten
oder Haus halten:** Zwischen 11
und 15 Uhr ist die Intensität der
UV-Strahlen am höchsten.

→ Auf richtigen Stoff setzen:
Kleidung sollte engmaschig und
möglichst dunkel sein. Ein dünnes
weißes T-Shirt lässt 40 Prozent der
UV-Strahlung an die Haut.

**→ Auf Sonnenschutz im Auto
achten:** Die meisten Frontscheiben
schützen weitestgehend vor UV-A-
und UV-B-Strahlung. Seitenscheiben
lassen die UV-A-Strahlung aber
mehr oder weniger gut passieren.

→ In den Bergen aufpassen:
Pro 1000 Höhenmeter nimmt die
Strahlung um circa 10 Prozent zu,
da die saubere Bergluft mehr UV-Srah-
lung durchlässt. Daher am besten immer Sonnencreme mit hohem bis sehr
hohem Lichtschutzfaktor auftragen.
Gerade auch im Winter beim Skifahren
gilt es aufzupassen und sich nicht
durch die Kälte in Sicherheit zu wiegen:
Durch den Schnee werden die Sonnen-
strahlen reflektiert und können auf
ungeschützter Haut zu starkem Sonnenbrand führen.

→ Unbedingt nachcremen!
Durch Wasser, Schwitzen und Abtrocknen wird der Sonnenschutz abgetragen – auch wasserfester (siehe links).
Aber aufgepasst: Die Sonnenschutzzeit
verlängert sich durch das Nachcremen
nicht!

→ Frühzeitig eincremen: Chemische
Sonnenschutzfilter brauchen etwa
eine halbe Stunde, bevor sie anfangen
zu wirken.

→ Die Riffe schützen: Achten Sie
beim Kauf des Sonnenschutzes darauf,
dass er keine Stoffe wie Oxybenzone
oder Octinoxate enthält, die in Verdacht stehen, dem Meer und den Korallen zu schaden, In manchen Urlaubs-
regionen, wie in Hawaii, sind sie schon
verboten.

Bye - bye Meer, ciao Strand

Herrlich, so ein Urlaub oder eine Auszeit am Meer! Damit Sie auch danach noch lange von Ihrem frischen Beach-Look profitieren, ist jetzt Zeit für ein After-Sommer-Beauty-Programm.

Haut befeuchten

Die Pflege hängt vom Hauttyp ab – und dann erst von den äußeren Umständen. Trotzdem kann eine Pflege mit After-Sun-Produkten auch nach dem Urlaub noch sinnvoll sein, denn sie beruhigen und versorgen mit Feuchtigkeit. Ebenso wirksam sind leichtere Lotionen oder Cremes mit Ceramiden, die den Wiederaufbau der Hautbarriere unterstützen. Gegen Trockenheitsfältchen: Serum mit Hyaluronsäure verwenden. Trockene, reife Haut profitiert von stark befeuchtender Creme mit bis zu zehn Prozent Harnstoff (Urea).

Teint erfrischen

Damit die Pflege einziehen kann, am besten die Haut etwas peelen. Keine Angst, die Bräune geht nicht gleich weg – im Gegenteil, die Haut strahlt wieder, denn graue Schüppchen sind weg, und sie wirkt besser durchblutet. Das gilt von Kopf bis Fuß. Denn auch die Füße sind nach dem Sommer oft deutlich stärker verhornt. Grundsätzlich gilt: Je näher am Gesicht, umso sanfter muss das Peeling sein. Im Trend liegen Enzympeelings. Sie lösen Hautschuppen ohne Rubbeln. Ist die Haut zu stark gebräunt, sprich geschädigt, können höher konzentrierte Fruchtsäurepeelings bei der Regeneration helfen. Lassen Sie sich dazu beraten.

Sunspots mindern

Sommersprossen sind süß – wer aber etwas gegen größere Pigmentflecken tun will, sollte das mit dem Dermatologen besprechen. Infrage kommen eventuell auch Cremes, die man in Apotheken erhält und Wirkstoffe wie p-Resorcinol, Salicylsäure, Thiamidol oder Viniferin aus der Weintraube enthalten. Sie regulieren die Melanin-Produktion oder haben eine leicht bleichende Wirkung. Die Cremes entsprechend dem ärztlichen Rat anwenden und mit hohem Sonnenschutz kombinieren – auch im Winter.

Entzündung beruhigen

Zu den weniger schönen Urlaubserinnerungen gehört der Kontakt mit Quallen. Häufig ist auch nach der Reise die entstandene Entzündung noch nicht richtig weg. Dagegen verordnet der Hautarzt entzündungshemmende, kortisonhaltige Cremes.

Flammen löschen

Nach dem Urlaub sind auch häufig Couperose- oder Rosazea-Symptome im Gesicht durch Wärme und Sonneneinstrahlung aufgeflammt. In leichteren Fällen helfen kühlende oder gefäßverengende Masken oder Cremes, um die Haut wieder „runterzuholen". Effektive Inhaltsstoffe sind z.B. Mäusedorn-, Rosskastanien- oder Süßholzwurzelextrakt, hierzu sollte man sich in der Apotheke eingehend beraten lassen. Ist die Rosazea sehr ausgeprägt, ist es besser, zeitnah zum Hautarzt zu gehen.

Bräune länger bewahren

Auch im Herbst oder Winter gilt: Wer stundenlang UV-Strahlen abkriegt, etwa bei einer sonnigen Herbstwanderung oder beim Skifahren, sollte immer Sonnenschutz mit hohem Lichtschutzfaktor auftragen! Absolutes No-Go: ins Solarium gehen, um die Bräune zu verlängern. Bessere Alternative für einen anhaltenden Sommerteint ist ein Selbstbräuner. Erkundigen Sie sich aber in der Apotheke nach Produkten mit möglichst risikoarmen Inhaltsstoffen. Wer Hauterkrankungen hat, sollte Selbstbräuner jedoch nicht oder nur nach Rücksprache mit dem Hautarzt verwenden.

Haarpracht pflegen

Haaren und Kopfhaut setzen Poolwasser, Meersalz, Sonne und Wind meist ordentlich zu. Sind die Haarspitzen sehr trocken und gespalten, hilft leider nur: ab zum Friseur und ein paar Zentimeter abschneiden. Sonst reicht in der Regel ein kleines Pflege-Extra für die Mähne. Zum Beispiel zweimal die Woche eine Haarmaske auftragen und der Kopfhaut befeuchtende Seren spendieren. Auch beim Friseur gibt es Behandlungen, die nach dem Sommer die Haarstruktur zum Beispiel mit Proteinen wiederaufbauen. Sogenannte Glossings können jetzt eine sanfte Alternative zum Färben sein: Sie geben der Farbe Sättigung und Glanz, ohne die Haare allzu sehr chemisch zu belasten. (siehe S. 92).

Hab Sonne im Haar

Haare bekommen zwar keinen Sonnenbrand, dennoch schaden ihnen die UV-Strahlen. Daher braucht auch das Haar entsprechenden Sonnenschutz.

Sonnenlicht bleicht. Zudem wird die Keratinstruktur geschwächt. Die Folge: Die Haare trocknen aus, können brechen, vor allem aber verlieren sie Glanz. Denn nur wenn die Schuppenschicht anliegt, kann das einfallende Licht reflektiert werden. Die besten Sommer-Tipps für Kopfhaut und Frisur.

Schützende Stoffe

Auch wenn die Haare keinen Sonnenbrand bekommen – der Haut am Kopf kann das schon passieren. Je weniger Haare man hat oder je dünner sie sind, desto mehr Schutz braucht man. Besonders die typische Sonnenterrasse oben auf dem kahlen Kopf benötigt dringend ausreichend UV-Schutz. Die ideale Strahlenschutzkombi ist hier Sonnencreme plus Hut – am besten mit breiter Krempe. Vor allem in der Mittagssonne zwischen 11 und 15 Uhr macht es Sinn, Hut zu tragen. Optimal: die in dieser Zeit besonders intensiven Strahlen komplett meiden.

Zusätzlich sollte man an allen Stellen, die entweder durch Haare oder Hut nicht ausreichend geschützt sind, eine Extraportion Sonnencreme auftragen. Das heißt: Auch alle, die im Vollbesitz ihrer Haare sind, sollten an Scheitel, Schläfen und bei zusammengebundenen Haaren hinter den Ohren ordentlich cremen. Gut eignen sich dafür Produkte, die nicht so stark fetten, wie Trockenöl-Sprays oder ölfreie Lotions.

Styling in Serie

Viele Firmen haben inzwischen ganze Sonnenserien für die Haare im Angebot mit Pflege- und Stylingprodukten, die UV-Filter beinhalten – von Lockencreme über Glanzsprays bis zu Volumenschaum. Zur Not funktionieren auch Sonnenschutzprodukte für die Haut. Optisch problematisch könnten aber welche mit mineralischem Filter sein, da sie einen gräulichen Schimmer in den

Haaren hinterlassen. Feuchtigkeit und Hitzeschutz bieten außerdem spezielle Thermo-Stylingprodukte, wie man sie zum Föhnen oder Glätten benutzt. Ideal, wenn sie auch UV-Schutz enthalten.

Happy End für die Haare

Damit die Haare nicht auch noch durch Salz oder Chlor auslaugen, vorsorglich nach jedem Baden mit Süß- oder Mineralwasser spülen. Nach dem Tag an Pool oder Strand entfernt ein mildes After-Sun-Shampoo Chlor-, Salz- und Pflegereste gründlich. Eine anschließende Spülung gleicht das Feuchtigkeitsdefizit aus und schließt die Schuppenschicht.

Pflege-Plus

Nach einem Sonnentag tut den Haaren eine Maske gut oder Haaröl. Allerdings nicht unbedingt Öl pur – um es wieder zu entfernen, muss man die Haare oft so häufig waschen, dass der Pflegeeffekt gleich wieder dahin ist. Besser: Hightech-Haaröle, die Stoffe wie Argan-, Marula- oder Karité-Öl beinhalten und die Frisur nicht fettig machen.

SOS-Tipps für den Scheitel

War man doch einmal zu lange oder nicht ausreichend geschützt in der Sonne und die Kopfhaut zeigt Rötungen, helfen klassische After-Sun-Produkte. Auch Aloe-Gel oder Thermalwasserspray beruhigen schnell. Tipp: Erst einmal Finger weg von Stylingprodukten, sie reizen die Haut unnötig. Für die nächsten Tag gilt wie bei jedem Sonnenbrand: im Schatten bleiben.

Der Look für Sommerhaare

→ **Sparsam stylen:** lieber die Dosis der Stylingprodukte reduzieren und auf die Konsistenz achten.

→ **Sanft stylen:** Haarsprays mit viel Alkohol meiden, da sie zusätzlich austrocknen. Statt Wax oder Balm besser leichte Stylingcremes verwenden.

→ **Lange Haare bändigen:** am besten flechten oder einen Knoten drehen. Dabei wird viel Haarfläche innen verwickelt und ist somit vor den UV-Strahlen sicher.
Tipp: davor etwas Feuchtigkeitscreme in die Hände geben und in den Haaren verteilen.

→ **Aussehen wie gerade aufgetaucht:** Stylinglotion oder Haaröl in die Haare geben, so sehen sie aus wie nass und lassen sich trendig stylen. Aus krisseliger Mähne werden so gebündelte Locken, platte Haare glänzen im Sleek-Look.

→ **Bei kurzen Haaren:** für die perfekte After-Beach-Frisur mit einem grobzinkigen Kamm eine schöne Linien-Struktur zeichnen.

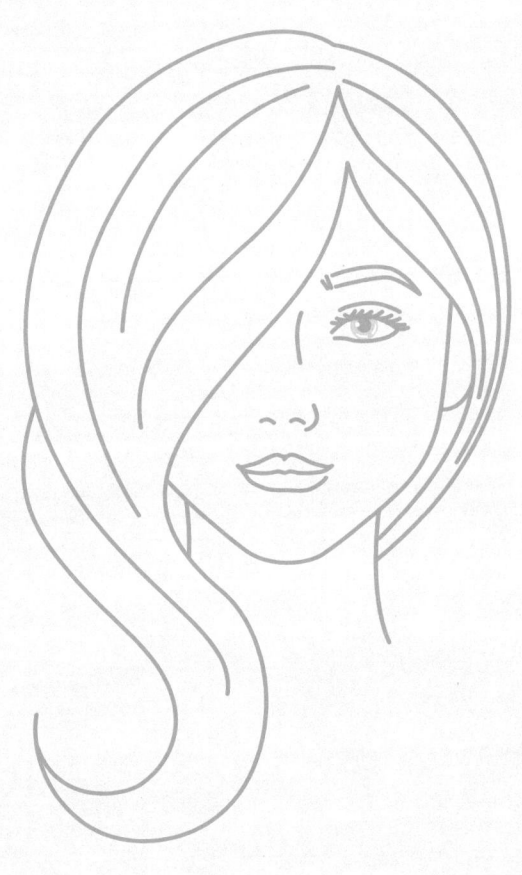

Haare und Kopfhaut

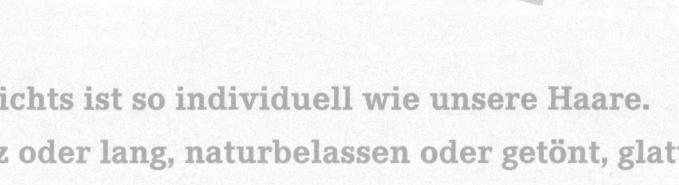

Nichts ist so individuell wie unsere Haare.
Kurz oder lang, naturbelassen oder getönt, glatt
oder gewellt. Die richtige Pflege –
auch für die Kopfhaut – ist entscheidend
für Glanz und Fülle.

Gesund bis in die Spitzen

Haare sind ein bisschen wie Tannenzapfen. Auch ihre Oberfläche bedeckt eine Schuppenschicht – allerdings eine viel feinere. Der Zustand dieser sogenannten Cuticula entscheidet, ob Haare glänzen.

Liegen die Schuppen an, wird Licht an ihrer Oberfläche reflektiert. Sind sie aufgeraut, wirkt der Schopf dagegen spröde und stumpf. Auch viele andere Faktoren spielen eine Rolle, die Dichte der Haare etwa, ihre Farbe, die Anordnung ihrer Fasern sowie Umwelteinflüsse. Nicht allen sind wir völlig ausgeliefert. Mit einigen Kniffen lässt sich das Strahlen erzeugen oder verstärken.

Die Schuppenschicht mag es lau

Das fängt schon bei der Haarwäsche an. Etwa mit Spezialshampoos, die Feuchtigkeit und Glanz spenden. Sie enthalten Bestandteile, die die Haare sanft beschichten, etwa leichte Öle oder Keratin. Helfen können auch Produkte mit Rizinusöl oder Biotin.

Damit das Haar nicht aufquillt, sollte das Wasser beim Waschen eher lauwarm statt heiß sein. Wer tapfer ist, kann mit kaltem Wasser nachbrausen. Die Mähne lange ausspülen, damit keine Produktrückstände haften bleiben. Anschließend eine Pflegespülung auftragen. Sie hilft, die Schuppenschicht wieder zu schließen.

Ein Conditioner sollte nach jeder Wäsche angewendet werden. Die enthaltenen Wirkstoffe versiegeln die Oberfläche der Haare, binden Feuchtigkeit – und verleihen so dem Schopf einen schönen Schimmer. Alternativ kann man auch ein Leave-in-Produkt nach der Wäsche, sprich im handtuchtrockenen Haar, verwenden. Vorteile: Die Pflegekomponenten werden nicht durchs Auswaschen verdünnt. Außerdem gelangt weniger vom Produkt an die Kopfhaut, da es präziser nur in die Längen gesprüht oder geknetet werden kann – ein Thema speziell für schnell nachfettende Kopfhaut. Masken oder Kuren werden seltener benutzt, müssen dafür länger einwirken. Ihre Proteine oder Ammoniumverbindungen legen die für den Glanz so entscheidende Schuppenschicht an.

Stylen im Schongang

Beim Föhnen und Stylen ist es vor allem wichtig, auf die Temperatur zu achten. Außerdem: Wer Glätteisen, Kreppeisen oder Lockenstab benutzt, sollte ein Hitzeschutzspray verwenden, bevor er diese heißen Geräte an seine Haare lässt.

So geht's: Hitzeschutzspray im Abstand von 30 Zentimetern ins feuchte Haar sprühen, so wird es schön gleichmäßig verteilt und nicht klebrig. Noch besser verteilt es sich, wenn man nach dem Sprühen mit einem grobzinkigen Kamm durch die Haare geht. Danach immer nur in Wuchsrichtung föhnen oder glätten, dann legt sich die Schuppenschicht an und wird nicht aufgeraut. Und dabei die Strähnen akkurat über die Bürste oder das Glätteisen ziehen, dann glänzen sie ebenfalls mehr. Und: Bei Pferdeschwänzen auf Haargummis mit Metallringen verzichten, sie reiben das Haar auf. Besser spiralförmige Gummis oder Scrunchies, mit Stoff ummantelte Gummis, verwenden.

Glänzend aufgelegt

Schönen Schein erzeugen außerdem spezielle Glanzgele, -cremes, -lacke oder -sprays. Sie enthalten zum Beispiel Proteine oder Aminosäurederivate, wie Betain oder Sodium PCA, die Feuchtigkeit spenden und die Haare leichter kämmbar machen. Wie jedes Stylingprodukt sollten sie vor dem Schlafen ausgekämmt oder ausgewaschen werden, sonst lagern sich Rückstände ab. Gesund glänzendes Haar kann man auch von innen unterstützen – mit Nahrungsergänzungsmitteln, die zum Beispiel Pantothensäure, Biotin und Zink enthalten. Speziell, wenn man sich wegen Krankheit oder Stress vorübergehend nicht so optimal ernährt. In der Regel ist aber eine ausgewogene Ernährung völlig ausreichend, um die Haare mit reichlich Nährstoffen zu versorgen.

Schluss mit Spliss

Im Sommer können Sonne, Salz- und Chlorwasser die Haarspitzen strapazieren. Auch zu heftiges Bürsten oder eine Frisur, bei der die Haare auf den Schultern liegen, lassen Spitzen brechen. Spülungen oder spezielle Fluids (zum Beispiel mit pflanzlichem Keratin) glätten das Haar von außen, können es aber nicht reparieren. Bei irreparablen Schäden hilft nur: Spitzen schneiden.

Waschen mit Köpfchen

**Alle Jahre wieder kommen neue Produkte auf den Markt.
Die neuesten Pflegetrends auf dem Prüfstand.**

Hyaluronsäure.
Das Modemolekül

Weil sie sehr viel Wasser bindet, speichert Hyaluronsäure Feuchtigkeitspartikel im Haar. Sie verhindert, dass es austrocknet, sich statisch auflädt und struppig wird. Hyaluronsäure steckt deshalb in zunehmend mehr Haarpflegeprodukten. Besonders lockige, von Natur aus trockene und durch Farbe oder Dauerwelle veränderte Haare profitieren wirklich davon. Allerdings: Schäden durch zu heiße Glätteisen oder sorglose chemische Behandlungen lassen sich mit Hyaluronsäure nicht ausbügeln.

Fazit: Wer lange, gefärbte und wellige Haare sorgfältig pflegt, kann mit Hyaluronsäure eine zusätzliche Verbesserung erzielen. Als Reparaturwunder bereits angegriffener Haare nützt der Stoff wenig.

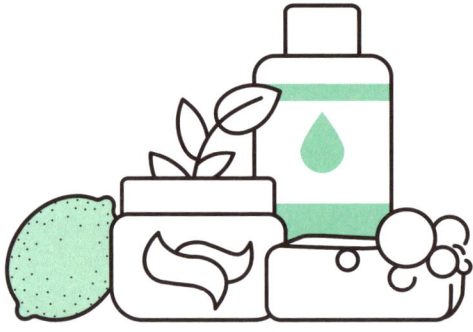

Haarseife. Eine feste Größe

Noch vor Kurzem eine echte Rarität gibt es feste Shampoos und Haarseifen heute in vielen Varianten. Sie sehen aus wie ein normales Seifenstück und werden auch so benutzt – nur eben auf nassen Haaren. Doch was ist der Unterschied zwischen den beiden? Haarseife wird durch Verseifung von Fetten und Ölen mit Lauge gewonnen. Sie hat in der Regel einen basischen pH-Wert und bildet mit dem Kalk im Wasser gerne unschöne Ablagerungen im Haar. Daher wird vor allem bei sehr kalkhaltigem Wasser empfohlen, nach der Haarwäsche noch eine „Säurespülung" zu machen, zum Beispiel mit Wasser, dem ein Schuss Apfelessig oder Zitronensaft zugesetzt wurde. Das verschließt die Haarschuppen und das Haar bekommt einen schönen Glanz. Festes Shampoo funktioniert mit denselben Inhaltsstoffen wie die flüssige Variante und hat einen hautneutralen pH-Wert von 5,5. Das macht zusätzliche Spülungen überflüssig.

Fazit: Gut für normales, kurzes Haar, aber noch keine echte Lösung für längeres, anspruchsvolles. Großes Plus: Die feste Konsistenz spart Verpackung und Zusatzstoffe, punktet also in Sachen Nachhaltigkeit.

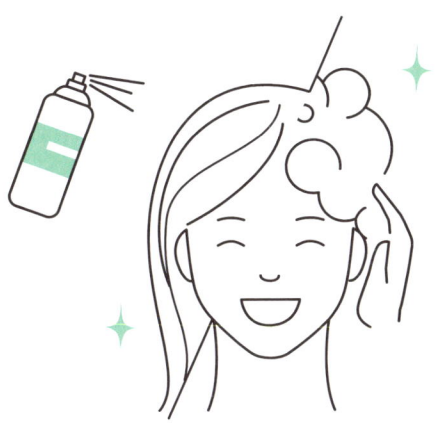

Trockenshampoo: Sauber to go

Das Angebot an Puderprodukten, die Fette und Schmutz mechanisch binden, wächst. Man sprüht sie an den Haaransatz und bürstet sie anschließend aus.

Eine gute Lösung bei schnell nachfettenden Ansätzen oder zum schnellen Auffrischen zwischen zwei Haarwäschen. Weiteres Plus: die volumengebende Wirkung der Pulver. Gerade bei feinem, glattem Haar kann Trockenshampoo lockere Fülle erzeugen.

Wer eine eher dunkle Haarfarbe hat, sollte nach braun oder braunrot gefärbten Produkten suchen, um sichtbare Rückstände am Haaransatz zu vermeiden.

Fazit: Trockenshampoos sind eine unkomplizierte SOS-Lösung gegen fettige Ansätze. Sie ersetzen aber keine gründliche Haarreinigung, die auch Umweltschadstoffe wie Feinstaub oder Pollen entfernt.

Bio-Produkte: Die grüne Welle

Bio-zertifizierte Haarprodukte erleben einen Boom. Vom Shampoo über die Kur bis hin zur Coloration lockt heute ein breit gefächertes Angebot ohne synthetische Zusätze. Darauf kommt es den Fans der grünen Pflege an, denn sie machen vor allem Silikone, künstliche Duft-, Konservierungs- und Farbstoffe für eine Reihe unerwünschter Wirkungen verantwortlich. Die Liste reicht von Ablagerungen auf der Kopfhaut bis hin zur Wechselwirkung mit dem Immun- oder Hormonsystem. Ob diese Vorwürfe Substanz haben, ist umstritten. Die Industrie verweist auf die geltende Kosmetikverordnung, die für jeden Stoff strenge Sicherheitsprüfungen vorschreibt.

Letztlich ist es Geschmackssache, ob man konventionell oder bio bevorzugt. Allerdings muss man beim Styling eventuell Einbußen hinnehmen, da Festiger und Gel häufig nicht so gut halten wie konventionelle Produkte. In Sachen Umwelt aber sind Bio-Produkte klar vorn.

Fazit: Für unkomplizierte Frisuren ist Bio-Pflege eine echte Alternative. Bei chemisch vorbehandeltem Haar oder aufwendigen Frisuren müssen Grün-Fans aber Abstriche in Kauf nehmen.

Kopfhautprodukte: Arbeit an der Basis

Der Umsatz mit Produkten gegen juckende Kopfhaut wächst seit Jahren deutlich – auch in dermatologische Praxen kommen immer häufiger Patienten mit Kopfhautproblemen. Meist jedoch aus einfachem Grund: Häufiges Waschen, Föhnen und Stylen trocknen die Kopfhaut aus, was Juckreiz auslösen kann.

Hinzu kommt, dass bei viel Haarpflege-Ehrgeiz ausgerechnet die Kopfhaut oft zu kurz kommt. Auf dem Haar werden zwar Shampoos, Halt- und Glanzgeber üppig angewendet, aber die bewusste Massage der Kopfhaut mit einem milden Shampoo und vor allem das gründliche Ausspülen des Schaums bleiben aus. Dann können sich peu à peu Rückstände ablagern, die das natürliche Abstoßen toter Hautzellen bremsen und früher oder später zu Juckreiz führen.

Veränderte Pflegegewohnheiten und beruhigende Stoffe wie Panthenol helfen dann meist schnell. Bleibt der Erfolg jedoch aus, ist – wegen der Möglichkeit einer behandlungsbedürftigen Erkrankung – ein Arztbesuch angeraten.

Fazit: Kopfhautprodukte sind zum Beispiel bei sehr trockener Haut eine sinnvolle Ergänzung und können Symptome wie Juckreiz lindern. In der Regel reicht aber die sanfte Kopfhautmassage mit einem milden Shampoo, um Juckreiz und Schuppenbildung vorzubeugen.

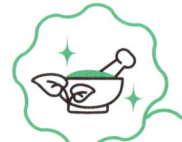

DIY für mehr Glanz

Eine Handvoll Brennnessel mit Wasser aufkochen. Für mehr Glanz den abgekühlten Sud in eine Sprühflasche geben, über die Haare sprühen. So verfliegt auch der krautige Geruch sehr schnell. Oder als Kopfhautelixier als letzten Spülgang verwenden. Hält im Kühlschrank 2 bis 3 Tage.

Tönen, färben oder blondieren?

Welche Farbbehandlung passt für welches Haar? Ein kleiner Guide durch die Welt der Haarfärbemittel:

Färben

Permanente Farben, auch Colorationen genannt, können die natürliche Haarfarbe um bis zu vier Farbtöne aufhellen und Grau bis zu 100 Prozent abdecken. Durch den höheren Anteil an Oxidationsmitteln kann die Farbe ins Haar dringen, es aber auch strapazieren. Wichtig ist, dass die Farbe nur auf den Ansatz aufgetragen wird, damit sich nicht zu viel Farbe in den Längen ablagert und die Haare stumpf aussehen. Maximal alle vier Wochen zur Farbe greifen und am besten den Profi ranlassen, sonst drohen Spliss und brüchiges Haar.

Achtung: Oxidationsfarben können zu allergischen Reaktionen führen. Der Deutsche Allergie- und Asthmabund informiert darüber unter www.daab.de.

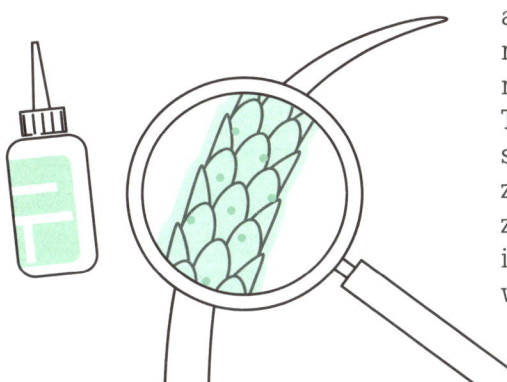

Intensivtönung

Dem Färben näher als einer Pflegetönung. Sie enthält Farbstoffe, die sich durch die Zugabe eines Oxidationsmittels entwickeln. Dabei wird die Schuppenschicht nur leicht geöffnet, die Farbe dringt nicht so tief ein. Die Intensivtönung ist schonender als Färben, kann das Haar aber nicht aufhellen. Nach und nach verabschiedet sich die Farbe wieder.

Vorteil: Unschöner Ansatz lässt sich so meist vermeiden.

Tönen

Eine Tönung kann das Haar nicht aufhellen und keine grauen Haare abdecken. Es ist eine Farbveränderung, bei der sich die Farbpigmente nur äußerlich auf die Haare legen. Tönungen setzen Nuancen und sorgen für Extraglanz. Sie dienen zur Auffrischung der Farbe für zwischendurch. Sie waschen sich innerhalb von sechs bis acht Haarwäschen wieder aus.

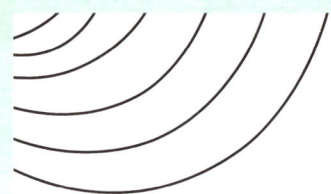

Blondierung

Eine Blondierung hellt die eigenen Farbpigmente auf – eine Färbung hingegen arbeitet Pigmente ein, kann aber die Haarfarbe nicht aufhellen. Dafür muss die Schuppenschicht stark geöffnet werden – das beansprucht das Haar stark. So eine Blondierung gehört nur in Profihände, damit es nicht zu unerwünschten Nebeneffekten wie einem Gelb- oder Orangestich der Haare kommt. Und wer von ganz dunklem Haar auf Blond wechseln möchte, muss je nach Haartyp eventuell sogar dafür mehrere Gänge zum Friseur einplanen, damit die Blondierung schrittweise erfolgen kann.

Glossing

Dabei handelt es sich um eine Anwendung beim Friseur, das die Farbe auffrischt und veredelt – eine Art intensive Farbkur. So kann man zum Beispiel zwischen zwei Färbeterminen oder nach dem Urlaub verwaschene Töne mit helleren oder dunkleren Nuancen aufpeppen, ohne zu sehr in die Struktur einzugreifen. Oder Blondtönen einen kühleren oder wärmeren Touch verleihen. Glossings gibt es auch ohne Farbe: Dann sorgen sie für Glanz pur. Das Ergebnis hält etwa vier Wochen.

Naturfarben

Sie können den Farbton zwar bedingt dunkler machen – aber nicht heller. Auch mit Grau können es Naturfarben nur bedingt aufnehmen. Sie legen sich nur auf dem Haar ab, sind nicht so intensiv und waschen sich schneller wieder aus. Wer Natur pur möchte, dem bleibt Henna als Hauptfärbemittel. Daneben werden Walnussschalen oder Rote-Bete-Extrakt häufig zur Nuancierung beigemischt. Andere Produkte enthalten zum Teil künstliche Pigmente, die nicht chemisch reagieren. Achtung bei coloriertem oder gesträhntem Haar: Es kann zu Fehlfärbungen kommen. Naturfarben können zudem, ebenso wie andere Haarfarben, Stoffe enthalten, auf die man allergisch reagiert.

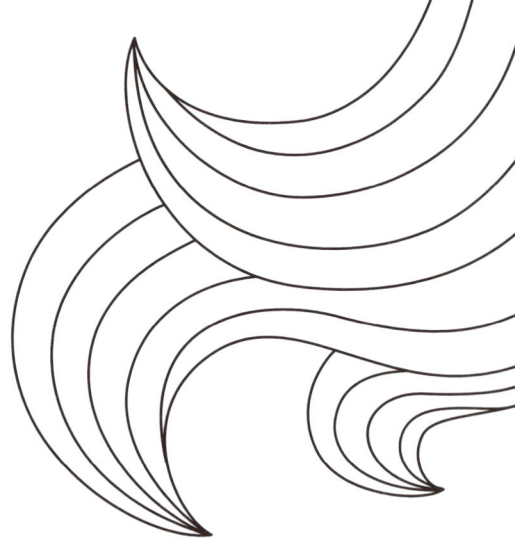

To-do: 6 Richtige für gefärbtes Haar

Vor dem Färben die Haare nicht waschen. Das erhält eine schützende Fettschicht auf der Kopfhaut.

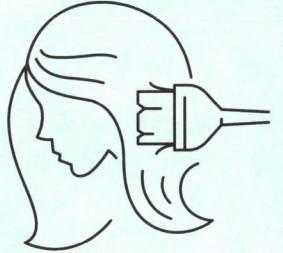

Erst etwa zwei Tage nach dem Färben waschen, so kann sich die Farbe besser setzen.
Danach: Nicht zu oft waschen.

Haare vor Sonne, Salz- und Chlorwasser schützen

Eine Kur mit kurzer Einwirkzeit lohnt sich nach jeder Haarwäsche, einmal in der Woche darf es eine Intensiv-Maske sein.

Wichtig: Da Kuren eher sauer sind und ausgewaschen werden müssen, danach Conditioner benutzen.

Conditioner benutzen, das versiegelt die Schuppenschicht.

Nicht zu heiß waschen oder föhnen. Das trocknet zusätzlich aus und raubt dem Haar seinen Glanz.

Shampoos speziell für gefärbtes Haar verwenden. Sie sollten keine Natriumlaurylethersulfate (SLES) enthalten, denn diese sind sogenannte waschaktive Substanzen und können Farbe „wegwaschen".

Schnee auf der Schulter?

Jeder hat sie, da die Haut sich ständig erneuert. Zum Problem werden Schuppen erst, wenn sie sichtbar sind oder jucken. Mit diesen Tipps geht es den weißen Hautpartikelchen an den Kragen.

Haupt-Sache gesund

Jeder Mensch hat Schuppen, nur sind sie in der Regel nicht mit bloßem Auge sichtbar. Aus tieferen Hautschichten wandern stetig Zellen Richtung Oberfläche. Auf dem Weg dorthin sterben sie ab, verhornen und werden abgestoßen. Alle vier Wochen erneuert sich so unsere Haut. Schuppenbildung ist also ein ganz natürlicher Prozess. Erst wenn sich die Hornzellen zu Zellklumpen verbinden, werden sie als Schuppen sichtbar. Ursache ist meist eine zu trockene oder zu fettige Kopfhaut.

Trocken oder fettig?

Eine intakte Kopfhaut ist gut durchblutet und ihre Talgdrüsen produzieren ausgewogen Talg. So bleibt die verhornte Haarfaser elastisch und die Kopfhaut geschmeidig und sauber. Trockene Kopfhaut dagegen stößt verstärkt alte Hornzellen ab, sodass diese kaum Zeit haben zu verschwinden. Sie sind klein und weiß und rieseln hinunter – unschön auf dunkler Kleidung.

Bei fettiger Kopfhaut produzieren die Talgdrüsen zu viel Fett. Ursache ist oft eine gesteigerte Hormonproduktion, etwa in der Pubertät oder bei Männern zwischen 30 und 40 Jahren. Die Hornzellen verkleben mit Talg und Schweiß zu Klümpchen. Diese gelblichen Schuppen sind etwas größer als trockene Schuppen und haften sichtbar an Scheitel und Haaren. Das kann auch ein Hinweis auf eine Psoriasis auf der Kopfhaut sein.

Sanft und effektiv

Trockene oder fettige Schuppen – mit passenden Pflegeprodukten lassen sich beide gut in den Griff bekommen. Wer unsicher ist, kann sich in der Apotheke kompetent beraten lassen.

Trockene Kopfhaut benötigt milde Pflege, die die Feuchtigkeitsbindung der Haut verbessert. Hautneutrale Shampoos eignen sich dann besser als normale, deren scharfe Tenside stark entfetten. Gut wirkt auch eine Tinktur mit Harnstoff (Urea), die in die Kopfhaut einmassiert wird und über Nacht einwirkt. Auf Maßnahmen, die die Haut zusätzlich entfetten, besser verzichten, etwa auf tägliche Haarwäsche und Föhnen.

Die Pflegeroutine für fettige Kopfhaut setzt auf Enthaltsamkeit: Betroffene sollten ihr Haar höchstens zwei- bis dreimal pro Woche mit lauwarmem Wasser waschen. Je häufiger Shampoo die Haare entfettet, desto mehr Fett produzieren die Talgdrüsen nach.

Ein Fall für den Arzt
Zu aggressive Seifen oder Haartinkturen entfetten die Haut. Bei trockener Kopfhaut kann das zu Schuppen und Juckreiz führen. Rötungen und starker Juckreiz oder gar nässende und krustige Stellen dagegen verweisen auf eine Hauterkrankung. Oft ist der Hefepilz Malassezia verantwortlich, der auch gesunde Kopfhaut besiedelt.

Der Hefepilz ernährt sich von Fetten, die die Talgdrüsen produzieren. Sind sie besonders aktiv, gedeiht auch der Pilz gut. Bei der Verdauung setzt er Substanzen frei, die Juckreiz verursachen. Die gereizte Kopfhaut bildet verstärkt neue Hautzellen und stößt alte ab: Fettige Schuppen entstehen. Bei Pilzbefall helfen Anti-Schuppen-Shampoos mit speziellen Inhaltsstoffen.

Das Seborrhoische Ekzem wird ebenfalls durch Talgüberfluss ausgelöst. So können entzündete Areale mit fettiger Schuppung und Krustenbildung, oft begleitet von diffusem Haarausfall, entstehen. Ein Fall für den Hautarzt – wie immer bei auffallender Schuppung oder Juckreiz.

Lass sie wieder sprießen

Volles Haupthaar gilt als schön, als Symbol für Kraft, Erotik, Gesundheit und Jugend. Wird es dünn und schütter, ist guter Rat teuer. Das kann man tun:

Erst mal analysieren

Mehr Aufschluss, warum Haare ausfallen, gibt eine Blutuntersuchung. So kann man feststellen, ob z.B. auch eine Grunderkrankung wie die Störung der Schilddrüsenfunktion dahintersteckt. Als zusätzliches Such-Instrument gibt es in manchen Hautarztpraxen eine computergestützte Haarwurzel-Untersuchung, z.B. das Trichogramm oder die „TrichoScan"-Analyse. Hiermit lassen sich Haardichte und der Wurzelstatus feststellen und man hat eine objektiv-gemessene Ausgangsbasis, mit der der Verlauf und Erfolg der Therapie kontrolliert werden können.

Den Kopf einreiben

Bei der häufigsten Form, dem androgenetischen Haarausfall, kommt eine Behandlung mit der Substanz Minoxidil infrage. Sie ist als Lösung oder Schaum rezeptfrei in Apotheken erhältlich. Der Wirkstoff wurde ursprünglich als blutdrucksenkendes Medikament zugelassen. Dann klagten einige Frauen, die das Mittel einnahmen, über verstärkten Haarwuchs im Gesicht. Das führte zu der Überlegung, Minoxidil gegen Haarausfall einzusetzen. Experten berichten über eine Erfolgsquote von 80 bis 90 Prozent.

Als Nebenwirkung kann sich die Haut röten oder schuppen, einige Anwender leiden unter Entzündungen und Ekzemen. Insbesondere bei Frauen kann zudem ungewöhnlicher Haarwuchs auftreten, etwa im Bereich der Schläfen. Wichtig ist auch zu wissen, dass es circa sechs Wochen nach Behandlungsbeginn vorübergehend zu vermehrtem Haarausfall kommt.

Ebenfalls rezeptfrei in der Apotheke erhältlich sind Haarseren mit Thiocyanat. Laut Hersteller haben sie einen sehr guten Effekt auf den Haarwuchs und keine Nebenwirkungen. Allerdings fehlen unabhängige Studien und Langzeitdaten.

Hormonell eingreifen

Ein zweiter Wirkstoff wurde nur für Männer zwischen 18 und 41 Jahren zugelassen. Finasterid ist verschreibungspflichtig und wird als Tablette geschluckt. Der Wirkstoff greift in den männlichen Hormonstoffwechsel ein. Studien zufolge stoppt das den Haarausfall bei 80 bis 90 Prozent der Patienten. Bei bis zu 50 Prozent soll das Haar sogar wieder dichter werden.

Allerdings drohen Nebenwirkungen: Libido- und Erektionsprobleme sowie Depressionen etwa. Bei einigen Männern wächst die Brust. Diskutiert wird auch ein erhöhtes Risiko für Brustkrebs.

Haare verpflanzen

Sind einige Stellen bereits blank, gibt es nur noch eine Möglichkeit: Chirurgen entnehmen Haare samt Follikel vom Hinterkopf und verpflanzen sie auf kahle Stellen. Das können entweder ganze Streifen sein, die anschließend unter dem Mikroskop in einzelne Transplantate zerlegt werden, oder man stanzt einzelne Haarfollikel aus. Die Anwachsraten sind gut. Nach der Transplantation fallen sie jedoch zunächst aus. Die Follikel gehen quasi in den Ruhezustand, bleiben aber erhalten, und nach sechs bis neun Monaten beginnt das Haar wieder zu wachsen.

Allerdings: Plastische Chirurgen können nur transplantieren, wenn noch genügend Haare zur Entnahme vorhanden sind. Und: Je kleiner die kahlen Stellen, desto eher bekommt der Operateur sie wieder dicht. Je nach Anzahl der transplantierten Haare kostet der Eingriff zwischen 2000 und 8000 Euro.

Gut zu wissen:

Man kann keine Locken auf einer Glatze drehen. Vielmehr muss man sich darüber im Klaren sein, dass man in einen natürlichen, fortschreitenden Prozess eingreift. Wer mit der Behandlung aufhört, verliert auch wieder Haare. (Das gilt natürlich nicht für eine Transplantation.) Außerdem kommen nur Follikel wieder in Schwung, die noch vorhanden sind. Grundsätzlich erweist sich die Behandlung also umso wirksamer, je früher sie beginnt.

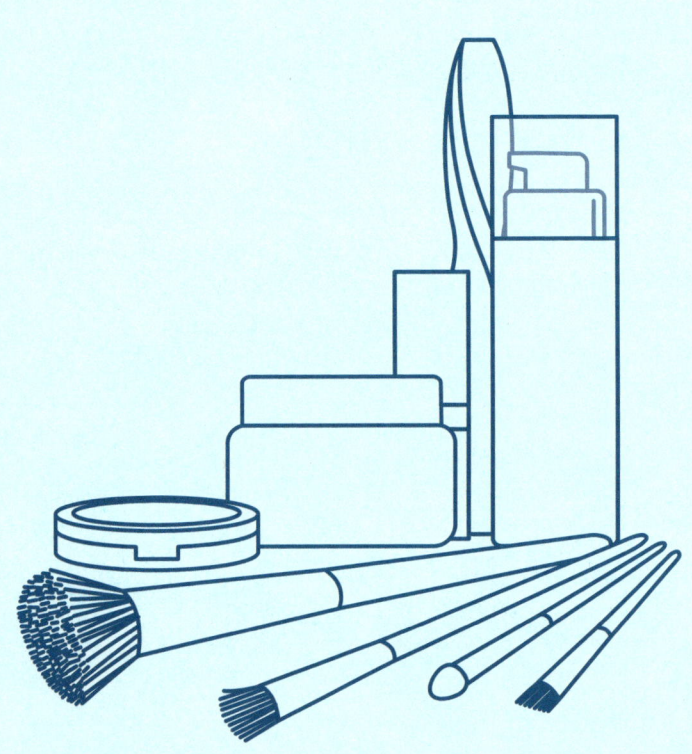

Make-up

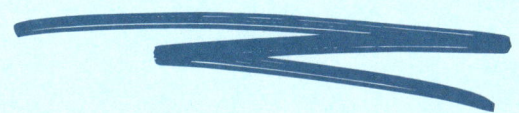

Ein strahlender Teint, ein gekonnter
Lidstrich – das richtige Make-up bringt
Ihre natürliche Schönheit noch
besser zur Geltung.

Schön bleiben

Wer wünscht sich nicht den sogenannten „Glow" – dieses
Strahlen der Haut, das einen fast alterslos erscheinen lässt?
Mit den richtigen Make-up-Tricks kann man etwas nachhelfen.

Perfekter Teint

Die Haut sollte sich satt, aber nicht pappig anfühlen. Eine gute
Grundlage ist da z.B. eine Tagescreme mit Hyaluronsäure oder
Glyzerin und zusätzlich ein typgerechter Primer. Wer sich unsicher ist, kann sich dazu in der Apotheke beraten lassen. Bei öliger Haut kann ein Primer die Creme ersetzen und auch gleich
mattieren. Beides gut einziehen lassen. Den Farbton der anschließenden Grundierung an der Kinnlinie testen, er sollte mit der
Haut verschmelzen. Gelb- und Goldtöne machen den Teint jünger
und weniger blass. Je reifer er ist, desto transparenter sollte die
Grundierung sein. Tragen Sie mehrere hauchdünne Schichten
mit dem Pinsel auf, sodass die Poren noch durchscheinen.

Leuchtende Augen

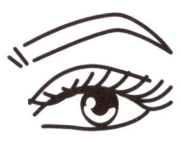

Grundieren Sie die Lider mit Augencreme oder Eye-Primer. Wie
Sie Lidschatten auftragen, hängt von Stil und Augenform ab.
Mit nicht zu matten, wenig glänzenden Beige- oder Grautönen
fallen Fältchen weniger auf. Dünn gezogener dunkler Flüssig-
Eyeliner entlang des oberen Wimpernkranzes öffnet den Blick.
Auch ein heller Kajalstrich auf der Wasserlinie am Unterlid
und gold- oder cremefarbener Highlighter am inneren Augen-
winkel und unter der Braue wirken frisch.

Kühlendes Augengel oder Kompressen lindern Schwellungen.
Diese und Tränensäcke nicht aufhellen, sondern mit hautfarbe-
nem Make-up überschminken. Nur auf den unteren Rand etwas
Aufheller für einen weichen Übergang geben.

Klimper-Wimpern

Mit Schwarz liegen Sie bei der Wimpernfarbe immer richtig.
Braun kann eine Option für die untere Reihe sein, dann sieht es
noch natürlicher aus. Für den richtigen Schwung formen Sie die

Härchen vorher mit einer Wimpernzange, für mehr Länge kann man sechs Wochen lang täglich ein Wachstumsserum auftragen.

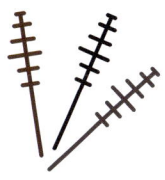

Perfekte Konturen

Spielen Sie mit Licht und Schatten! Die Grundregel lautet: Partien, die optisch zurücktreten sollen, dunkeln Sie ab, jene, die optisch in den Vordergrund rücken sollen, hellen Sie auf. Statt Bräunungspuder funktioniert auch Flüssig-Make-up, das ein bis zwei Nuancen dunkler ist als der Hautton. Tupfen Sie das dunklere Make-up auch direkt unterhalb der Wangenknochen auf, entlang einer gedachten Linie zwischen Ohr und Mundwinkel, und verblenden Sie es. Machen Sie dazu am besten einen Kussmund (gespitzten Mund) – dadurch entsteht eine „Höhle", in die das dunklere Make-up aufgetragen wird. Vorsicht, nicht zu viel! So erhält das Gesicht mehr Kontur. Alle Furchen im Gesicht, zum Beispiel die Verbindung vom Nasenflügel zum Mundwinkel sowie senkrechte Stirnfalten, und das Kinngrübchen heben Sie mit flüssigem Aufheller optisch an.

Volle und glatte Lippen

Fältchen am Lippenrand kann man mit lichtreflektierendem Concealer optisch glätten. Die Lippen wirken so zudem voller. Damit die Farbe nicht in die Fältchen ausläuft, sollten Mund und Mundwinkel mit Lipliner im Lippenstiftton konturiert werden.

Alternativ umranden Sie sie mit natürlicher Lippenfarbe oder mit einem transparenten Wachsliner. Dunkle Töne machen schmale Lippen noch schmaler. Nuancen wie Mauve oder Rosé hingegen wirken weicher. Die Lippenfarbe sollte mit jener von Augen und Lidschatten harmonieren, die Textur des Stifts weder zu matt noch zu glänzend sein. Long-Lasting-Produkte können in die Fältchen kriechen und trocknen zu stark aus.

Frische Wangen

Für rosige Wangen verteilen Sie Puder- oder Cremerouge großzügig auf dem Jochbein. Ein leichter Rosé- oder Pfirsichton wirkt frischer als gedecktes Braunrot. Sie sollten aussehen wie nach einem Spaziergang. Als Finish einen Tupfen Highlighter auf das Jochbein setzen, das verleiht den Wangen noch mehr Ausdruck.

Niemand ist perfekt

Klingt nach Handwerk, ist jedoch eher Kunsthandwerk. Denn ganz verschiedene Hautprobleme durch Abdecken möglichst perfekt verschwinden zu lassen, ist durchaus eine Kunst.

Tschüss, Pigmentflecken!

Pigmentflecken sind in ihrer Größe und Färbung so unterschiedlich, dass es schwierig ist, sie abzudecken. Bei leichten Flecken genügt oft eine BB- oder CC-Creme (siehe rechts), um ein einheitliches Hautbild zu schaffen. Sind die Flecken dunkler, hilft ein Concealer, der möglichst perfekt zum Hautton passt. Bei stark ausgeprägten Pigmentstörungen empfehlen sich sogenannte Camouflage-Produkte. Sie enthalten einen höheren Anteil an deckenden Pigmenten und korrigieren zuverlässig. Für ein ebenmäßiges Ergebnis am besten mit einem Schwämmchen auftupfen, dann mit transparentem Puder fixieren. Gut sind Nuancen, die eher ins Gelb oder Apricot gehen. Wichtig: Die darunter aufgetragene Pflege darf nicht zu fettig sein, damit das Make-up darauf nicht verwischt. Wer dauerhaft was gegen Pigmentflecken tun möchte, sollte mit dem Hautarzt sprechen, ob Peelings oder Laser infrage kommen oder sich in der Apotheke beraten lassen, was man mit Cremes erreichen kann.

Ciao, Pickel!

Ideal für unreine, vielleicht auch fettige Haut ist ölfreie Foundation, die die Poren nicht verstopft (nicht-komedogen). Den Pickel dann mit einem Abdeckstift oder Creme-Concealer im Hautton oder in Grünnuancen abdecken (siehe auch „Rötungen"). Abdeckstifte gegen Pickel enthalten mitunter Wirkstoffe wie Salicylsäure. Sie decken Hautprobleme nicht nur ab, sondern bekämpfen sie auch. Aber nicht für die Augenpartie nutzen. Die Wirkstoffe können die Haut austrocknen.

Servus, Rötungen!

Das Grundprinzip des erfolgreichen Abdeckens kennt man aus dem Kunstunterricht: Komplementärfarben. Sie neutralisieren sich optisch, wie etwa Grün und Rot. Das funktioniert auch beim

Make-up. Um Rötungen zu kaschieren, nutzen Profis deshalb Abdeckprodukte in einem Grünton. Keine Angst: Das Grün sieht man nachher nicht, wenn es gut verblendet ist. Anschließend kommt normale Foundation darüber.

Adieu, Augenringe!

Die Farbe des kaschierenden Produkts sollte man nach dem Unterton der Haut wählen. Blaue Augenringe mit einem Orangeton kaschieren, danach Concealer auftragen. Bei eher violetten Augenringen lieber einen Gelbton nehmen. Achtung: Nicht die ganze Partie bis an den Wimpernkranz abdecken, sonst wirkt es schnell zugekleistert. Bei eher schwachen Augenringen etwas apricotfarbenen Highlighter- Puder an der Tränenrinne auftragen.

Clever kaschiert

1. Sich herantasten. Erst so wenig wie möglich von dem Produkt nutzen. Zwischendurch kontrollieren und nur bei Bedarf nachlegen.

2. Auf Distanz gehen. Niemand kommt Ihnen so nahe wie Sie sich selbst vor dem Spiegel. Deshalb immer wieder vom Spiegel wegrücken.

3. Verblenden nicht vergessen. Die Übergänge zum normalen Teint sollten nicht sichtbar sein.

Bye-bye, Narben!

Frische, rötliche Narben kaschiert man am besten mit einem Grünton, anschließend gibt man Camouflage darüber und fixiert das Ganze mit einem Puder. Tipp: Das Camouflage-Make-up am besten vorab auf den Handrücken geben, damit es Körpertemperatur bekommt und sich besser auftragen lässt. Bei bereits verheilten, hellen Narben sollte der Farbton etwas dunkler als der natürliche Hautton gewählt werden.

Alleskönner in der Übersicht

BB–Creams (Blemish Balm): Eine praktische Mischung aus Tagescreme und Make-up. Mitunter steckt auch Sonnenschutz drin. Ideal für leichte Unebenheiten des Teints.

CC–Creams (Complexion oder Colour Correction): Der Name verweist auf die farb- oder hautbildkorrigierende Wirkung. Sie können Pigmentstörungen oder auch Rötungen gut kaschieren.

DD-Creams (Dynamic Do-all) vereinen die Eigenschaften von BB- und CC-Produkten und punkten zudem mit Zusätzen, etwa gegen Fältchen. Auch die Deckkraft ist etwas intensiver.

Älter werden heißt nicht alt aussehen

Für immer jung? Das schafft leider das beste Make-up nicht.
Doch kein Grund zu verzagen: Mit ein paar einfachen Tricks
schafft man die beste Version von sich selbst.

Die perfekte Basis schaffen

Wichtig ist vor allem Ruhe im Gesicht. Das bedeutet: weg mit Flecken und Schatten! Getönte Tagescremes, BB- oder CC-Creams
kaschieren schon viel. Für mehr Deckkraft sollte man auf Foundation mit pflegenden Substanzen setzen. Aber so wenig wie möglich
oder nur partiell auftragen. Auch Concealer zum Abdecken von
Augenringen sparsam verwenden. Er sollte eine Nuance heller als
der Teint sein. Vom äußeren Augenwinkel über die Schläfe bis
zum Haaransatz auftragen. Im inneren Augenwinkel nierenförmig
platzieren. Von dort zum Nasenflügel und zurück zur Schläfe.

Mit Rouge und Puder liften

Die richtigen Akzente zu setzen ist gar nicht schwer: einfach mit
Contouring- oder Bräunungspuder dem Gesicht Kontur geben.
Dafür den Puder mit einem dicken Pinsel entlang der Kinnlinie
auftragen. Bei einem quadratischen oder einem runden Gesicht
auch unter den Wangenknochen und seitlich an der Stirn. Bei
einem schmalen Gesicht auf den Wangenknochen. Der Puder sollte nicht glänzen und dünn aufgetragen werden. Einen frischen
Teint zaubert Rouge. Nur auf die Wangenknochen tupfen. Warme
Apricot-Töne schmeicheln besonders,– am besten als Creme oder
Puder mit Satin-Touch. Zum Schluss alles gut verblenden, damit
die Schummelei nicht auffällt.

Den Lippen Farbe geben

Wenn die Lippen dünner werden, ist Konturenstift eine gute Wahl:
bei natürlichen Looks am besten in der Lippenfarbe, sonst in der
des Lippenstifts. Beim Konturmalen immer nah an der Original-
form bleiben, so wirkt es natürlich. Damit nach dem Essen nicht
nur die Kontur steht: Auch die Lippen mit einem dickeren Lipliner
ausmalen, denn diese stark pigmentierte Unterlage macht den Lippenstift haltbarer. Für Gloss-Fans: Probieren Sie farblose Wachs-

liner – die Wachsbarriere verhindert, dass alles in die Fältchen ausläuft. Und welche Farbe passt? Flamingotöne wirken immer frisch.

Den Blick öffnen

Licht und Schatten sind beim Schminken geniale Helfer gegen Schlupflider. Dazu erst einmal etwas Concealer vom äußeren Augenwinkel bis zum Haaransatz auftragen, das hellt auf und liftet. Dann gerade in den Spiegel schauen und die Partie, die sich absenkt, mit Lidschatten in dunklen Mischtönen wie Taupe, Plum oder Khaki optisch zurücktreten lassen. Das bewegliche Lid dagegen mit einem hellen Ton hervorholen. Tolle Liftingeffekte schaffen auch die Augenbrauen, wenn man sie nur an der Oberkante betont. Farblich orientiert man sich dabei am hellsten Ton in den Haaren, Grauhaarige nehmen Blond- oder Auberginetöne. Auch Mascara öffnet die Augen – umso mehr, wenn man sie nur oben trägt.

Den Teint strahlen lassen

„Glow" ist nicht Glanz oder Glitzer, sondern eher so etwas wie der natürliche Hautschimmer, den man mit 20 hat. Der erste Schritt dazu ist die Pflege: Sie muss auf den Hautzustand abgestimmt sein, denn eine gut versorgte Haut strahlt von sich aus mehr. Auch regelmäßige Peelings helfen. Aus der Make-up-Trickkiste kommen Primer und Highlighter dazu. Ersterer sorgt für einen natürlichen Schimmer mit Feuchtigkeit. Er wird unter der Foundation aufgetragen, das macht sie auch haltbarer. Der Highlighter kommt über das Make-up an Stellen, die das Licht schön reflektieren, zum Beispiel am höchsten Punkt des Wangenknochens, im Lippenherz, im Kinngrübchen. Aber Finger weg von weißen oder pink schillernden Tönen! Gelbliche, die in Richtung Hautton gehen, wirken natürlicher.

5 Make-up Sünden ...

die einen schnell alt aussehen lassen und wie man sie umgeht

Zu helles und zu dunkles Make-up

→ Lösung: etwas Make-up auf der Kinnlinie verstreichen – sieht man den Unterschied nicht, ist die Farbe perfekt

Zu harte Konturen

→ Lösung: verblenden, verblenden, verblenden!

Große Glanz- und Glitzerpartikel

→ Lösung: Setzen Sie auf schimmernde Konsistenzen

Zu viel Make-up

→ Lösung: mit wenig anfangen, nachlegen kann man immer, und benutzen Sie zum Auftragen einen Pinsel, so spart man Make-up

Überbetonte Augenbrauen

→ Lösung: siehe Seite 110

Wasserfest

Panda-Augen oder zerlaufenes Make-up nach dem Sprung in den Pool? Mit diesen Tipps gehen Make-up und Pflege nicht baden.

Pooltauglich

Eine als „wasserfest" gekennzeichnete Foundation enthält eine gehörige Menge an Farbpigmenten und Bienenwachs.

Wem dies zu maskenhaft wirkt, der kann alternativ getönte Tagescreme mit transparentem Puder fixieren. So verringert sich auch das Risiko, dass das Gesicht in der Hitze stark glänzt. Gebräunter Teint lässt sich mit bronzefarbenem Gesichtspuder schön unterstreichen. Eine Foundation ist dann häufig überflüssig.

Sonnen-Spaß

Noch wichtiger als der „Verlaufschutz" ist, dass die Foundation im Sommer auch ausreichenden Sonnenschutz enthält: Deshalb gibt es auch im Sortiment von Sonnencreme-Herstellern immer häufiger getönte, wasserfeste Gesichtsprodukte. Der Unterschied zu „normaler" Foundation: Sie haben auch einen ausgewiesenen UV-A-Filter und schützen damit auch vor der Sommer-Sonne an Strand oder Pool.

Alternativ: Sonnenschutzspray über wasserfestes Make-up sprühen.

Spritzsicher

Wer am Pool nur ein paar Wasserspritzer abbekommt, nimmt wasserresistente Produkte. Wer aber der Verlockung eines abkühlenden Kopfsprungs nicht widerstehen kann, benötigt ein wasserfestes Make-up. „Der Unterschied liegt im Verhältnis von Öl-, Wachs- und Silikonanteilen. Je wasserfester ein Produkt, desto mehr Wachs und Silikon enthält es – cremige Präparate mit pflegenden Ölen lösen sich mit Wasser und Schweiß.

Rund-um-die-Uhr-Creme

Tagsüber benötigt unsere Haut Schutz, nachts Hilfe für die Regeneration. Wer in den Urlaub nicht zwei Cremes mitnehmen will, kann sich mit einem 24-Stunden-Produkt helfen. Diese Tages- und Nachtcreme in einem wird morgens aufgetragen und enthält sowohl schützende als auch regenerierende Wirkstoffe. Auf Dauer kann solch ein Artikel allerdings nicht die tageszeitspezifische Reinigung und Pflege ersetzen. Im Sommer tut der Haut zudem spezielle After-Sun-Pflege gut – vor allem wenn das Sonnenbad doch eine leichte Rötung verursacht hat.

Kussecht

Matte Lippenstifte halten gut. Weil ihr Ölanteil geringer ist, trocknen sie aber aus. Vor allem 24-Stunden-Produkte, die mit absoluter Wasserfestigkeit punkten. Zum Ausgleich nachts dick Lippenbalsam auftragen.

Sie wollen lieber Ihren Lieblings-Lippenstift verwenden? Fixieren Sie ihn mit Transparentpuder. Erst Puder auftragen, dann Farbe. Auch Lipliner halten länger als Lippenstifte.

Blicksicher

Auch wenn man selten mit vollem Make-up in den Pool hüpft – ein bisschen Wimperntusche optimiert auch den natürlichen Look (nicht nur, wenn man ganz helle Wimpern hat).

Wer's ganz unkompliziert liebt, lässt sich Wimpern oder Augenbrauen färben. Dann gibt's garantiert keine Panda-Augen und man spart sich das mühsamere Abschminken von wasserfester Mascara. Sie hält übrigens schon, macht die Wimpern allerdings deutlich härter, wenn sie getrocknet ist. Alternative könnte eine sogenannte 38-Grad-Wimperntusche sein. Sie lässt sich erst bei 38 Grad Wassertemperatur lösen (dann aber ganz unkompliziert nur mit Wasser) – überlebt Poolwasser also wischfest.

Sommerpflege

Sonne, Wasser, Salz und Chlor strapazieren die Haut und trocknen sie aus. Hinzu kommt, dass Wachs und Silikone aus wasserfester Kosmetik zusätzlich Feuchtigkeit entziehen.

Das ideale Hautpflege-Programm im Sommer sollte also aus Reinigung, Feuchtigkeitsserum, Tagescreme mit Lichtschutzfaktor und einer nährenden Nachtcreme bestehen. Nach dem Sonnenbad erfrischt eine im Kühlschrank gelagerte Feuchtigkeitsmaske.

Tipp: Nach dem Auftragen der Pflege zehn Minuten warten, bevor man mit dem Schminken beginnt – so hält das Make-up besser.

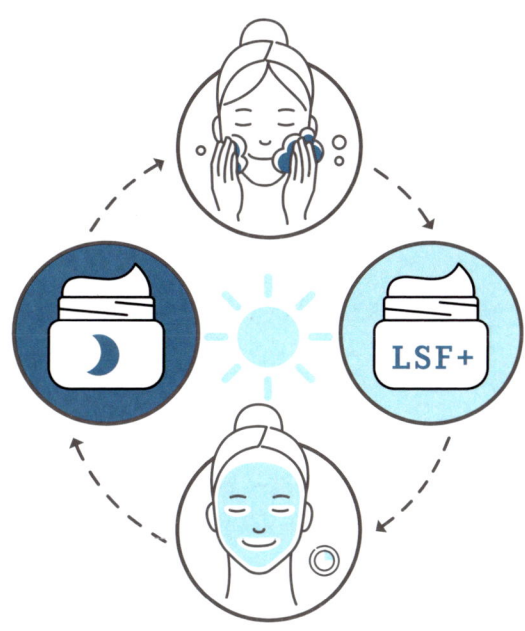

Wisch und weg!

Mit dem passenden Make-up können wir unseren Typ unterstreichen. Damit die Haut dabei gesund bleibt, lautet das oberste Gebot: abends immer gründlich abschminken!

Teint

Klar, dass zu einer tiefer gehenden Hautreinigung mehr gehört als nur Abschminken (siehe auch Seite 26 ff.). Aber das sollte immer der erste Schritt sein!

Abschminktücher sind die schnelle All-in-one-Lösung: praktisch und einfach anzuwenden. Zum Abschminken funktionieren sie auch sehr gut – weitere pflegende Reinigungsschritte sollte man der Haut trotzdem gönnen. Und nach Möglichkeit biologisch abbaubare Tücher verwenden – das ist besser für die Umwelt.

Mizellenwasser sind die Quick&dirty–Lösung für alle Abschminkthemen. Dank der Mizellentechnologie werden sowohl fett- als auch wasserlösliche Partikel gelöst, ohne die Haut auszutrocknen. Und ohne zu rubbeln.

So geht's runter mit Öl: eine kleine Menge in den Handflächen verreiben und in kreisenden Bewegungen auf der trockenen Haut verteilen. Manche Reinigungsöle emulgieren mit Wasser und lassen sich dann gut von der Haut waschen. Ansonsten mit einem feuchten, frischen Waschlappen entfernen: kurz unter warmes Wasser halten, auswringen und aufs Gesicht legen. Kurz warten, damit die Poren sich öffnen und das Öl sich leichter abnehmen lässt. Auswaschen und wiederholen. Reinigungsöle gibt es für alle Hauttypen.

Lippen

Die Lippenhaut ist zart und stark pigmentierte Lippenstifte meist sehr haltbar. So wird man sie trotzdem los:

Mizellenwasser schafft dank seiner speziellen Tenside sogar die meisten haltbaren Lippenstifte. Einfach auf ein Wattepad geben, auf die Lippen legen, kurz einwirken lassen und abwischen.

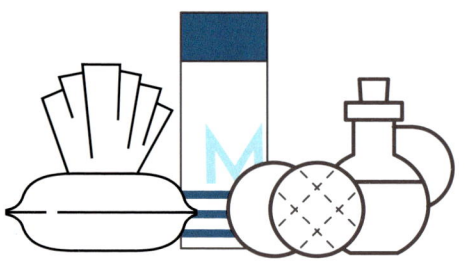

Ganz ohne zusätzliches Produkt
kommen spezielle Mikrofaser-
Gesichtsreinigungstücher aus: mit
etwas Wasser befeuchten und
den Lippenstift entfernen. Nach dem
Auswaschen kann man sie wieder-
verwenden.

Long-Lasting-Lippenstifte lassen
sich auch gut mit ölhaltigen Reinigungsprodukten entfernen.

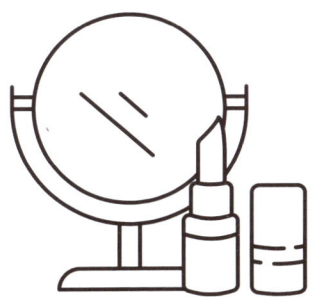

Augen
Die Haut um die Augen ist dünn und
empfindlich. Durch Schminken und
Abschminken wird sie schnell strapa-
ziert. Die wichtigsten Tipps:

Die richtige Wahl: Nur Produkte
verwenden, die explizit für diese
Gesichtsregion geeignet sind. Sonst
können Tränengänge verstopfen
oder die Augen gereizt werden.

Für wasserfeste Mascara ölhaltige
Entferner benutzen, etwa Zwei-
Phasen-Reiniger. Die ölhaltige Phase
löst die Wimperntusche, die wasser-
haltige entfernt sie und das Ölige
gleich mit.

Nicht rubbeln: Wattepad auf das Auge
legen, bis fünf zählen und sanft nach
unten abstreifen.

DIY: Kokosöl ist das Multitalen.

Kokosöl vermittelt mit seinem Duft sofort gute Laune und
Urlaubsfeeling – es eignet sich als Massageöl, aber auch
wunderbar als Abschminkmittel. Und es entfernt sogar
wasserfestes Make-up: einfach auf ein Wattepad geben und
sanft über Haut, Lippen oder Augen streichen.

Vorsicht gilt bei öliger, zu Unreinheiten neigender Haut:
Kokosöl kann komedogen wirken, also die Poren verstopfen.
Deshalb unbedingt mit der üblichen Routine nachreinigen!

Durch dick und dünn

Die Augenbrauen bestimmen die Proportionen des Gesichts. Sie sind daher immer ein wichtiger Bestandteil des Looks. Mehr noch: Sie verleihen Augen und Gesicht den richtigen Rahmen.

Man kann mit den Augenbrauen sogar einen Liftingeffekt erreichen. Der Beweis ist schnell erbracht: Einfach die Härchen mit einem Bürstchen nach oben kämmen, besser noch mit einer Art Wimpern-Mascara, dann bleiben auch Härchen, die aus der Reihe tanzen, schön brav in einer Linie.

Die persönliche Best-Form ist von der Natur vorgegeben – man muss sie also nur optimieren. Heißt: Alles, was diese Form stört, wird gezupft, um zu definieren. Und mit Farbe wird, wo nötig, ausgeglichen und betont. Dabei gilt auch immer: Augenbrauen sind wie Schwestern, aber keine Zwillinge – d.h., sie sind von Natur aus nicht gleich, müssen also nicht exakt gleich aussehen.

Gezupft und geschnitten

Gezupft wird von unten weg – nicht von oben, denn eine allzu saubere Linie von oben „drückt" die Braue optisch nach unten (Ausreißer ausgenommen!). Damit es natürlich aussieht, vorsichtig rantasten und den Beginn der Braue ungezupft lassen. Es sei denn, sie wächst in der Mitte zusammen.

Und so wird gezupft: mit dem Finger die Haut spannen, dann in Wuchsrichtung herausziehen. Wichtig: niemals am Gerät sparen. Ideal sind Pinzetten, die vorne eingeschliffen sind, dadurch gut schließen und richtig greifen, damit das Haar nicht abreißt.

Haare, die zu lang sind, mit einem Augenbrauen-Scherchen schneiden, denn sie drücken, wenn sie nach unten wachsen, optisch auf die Augenpartie. Dazu eine Augenbrauenbürste an den Brauen ansetzen, drehen, bis die Haare hochstehen, und das, was über der Bürste steht, abschneiden. So vermeidet man, dass man zu viel wegschneidet.

Gestrichelt und gepudert

Sind die eigenen Brauen unscheinbar oder lückenhaft, wird mit
Farbe nachgelegt. Sie sollte am besten immer an den natürlichen
Haaransatz angepasst werden oder möglichst nahe. Für Rothaari-
ge gilt: Nie rot wählen, das sieht künstlich aus, besser Mauschel-
töne, wie z. B. Taupe.

Die Grundregel auch bei Farbe lautet: immer nur die natürliche
Form nachbessern. Ideal ist: Der höchste Punkt der Braue ist
auf Höhe des äußeren Augenwinkels. Der ansteigende Teil soll
länger sein als der abfallende.

Für eng stehende Augen gilt: Nicht den inneren Ansatz definieren, immer weich ansetzen und darauf achten, dass der höchste
Punkt der Braue auch der dunkelste ist. Bei breiten Gesichtern
ruhig auch ein bisschen länger nach außen ziehen.

Puder oder Stift?

Mit dem Stift kann man präziser zeichnen. Bei Lücken füllt
Puder besser. Und so geht's: erst alle Härchen runterbürsten und
die obere Wuchskante freilegen. Dann mit kurzen, kaum spürbaren Strichen von außen in diese Oberkante etwas Farbe einziehen – und die Haare wieder hoch bzw. über die Farbe bürsten.
Wichtig: Am vorderen Ansatz ganz weich bleiben oder auslassen,
damit es möglichst natürlich aussieht.

Mit Puder ist es noch einfacher: Zunächst auch die Härchen nach
unten bürsten, dann mit kaum spürbaren Pinselstrichen von
außen Farbe einarbeiten und so ist automatisch kaum noch Farbe im Pinsel, wenn man vorne am Ansatz angelangt ist.

Wünscht man sich mehr „Drama": Die Braue im vorderen Teil
etwas verbreitern und nach hinten schmäler werden lassen.
Diese Form kann man noch mit etwas Highlighter, der entlang
der unteren Brauenkante aufgetragen wird, unterstreichen. Am
Abend kann man zudem einen etwas dunkleren Ton nehmen,
weil das sanfte Licht schluckt. Den sanftesten und natürlichsten
Farbeffekt liefert übrigens farbige Brauen-Mascara – die man
auch über geschminkte Brauen zum Intensivieren geben kann.

Schminken für Durchblicker

Wer Brille trägt, darf ruhig ein bisschen mehr auflegen, denn Gläser schlucken Farbe.

So wirken die Augen größer, wenn man kurzsichtig ist und die Gläser die Augen verkleinern:

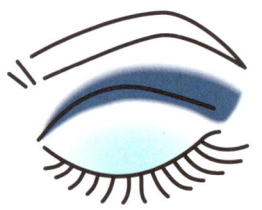

→ helle Lidschatten fürs bewegliche Lid verwenden, sie reflektieren und vergrößern die Augen

→ dunkle Lidschatten in die Lidfalte geben, damit die Augenkontur hervortritt

→ heller Kajal am unteren inneren Lidrand öffnet die Augen

→ Wimpern nicht zu voluminös tuschen

So wirken die Augen kleiner, wenn man weitsichtig ist und die Gläser die Augen vergrößern:

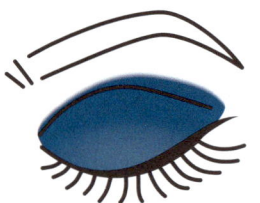

→ Wimpernrand mit Kajal, Eyeliner oder Lidschatten betonen

→ lieber matte Lidschatten verwenden

→ verkleinernd wirken eher dunkle Mischtöne

→ Lidschatten besser nur bis in die Lidfalte auftragen

→ Wimpern müssen super präzise getuscht sein, weil die Gläser wie eine Lupe wirken

Bilderbuch - Haut

Tattoos, die dauerhafte Art von Body-Make-up, sind beliebter denn je – doch nicht risikoarm. Von Hygiene über Nebenwirkungen bis hin zur Pflege: Was man wissen sollte, bevor man sich für ein Bild für die Ewigkeit entscheidet.

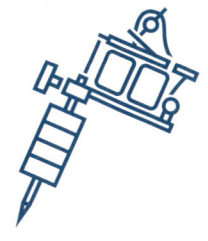

Jeder Dritte unter 40 Jahren hat mindestens eines, das ergab eine repräsentative Umfrage des Marktforschungsinstituts Ipsos im Auftrag der „Apotheken Umschau" aus dem Jahr 2019. Insgesamt 21 Prozent der Deutschen sind heute tätowiert – fast zehn Prozentpunkte mehr als noch vor acht Jahren.

Doch nicht immer ist das nächstgelegene Studio das beste, denn bisher kann jeder ein Gewerbe anmelden und mit dem Tätowieren loslegen. Zwar werden gewerblich gemeldete Tattoostudios vom Gesundheitsamt überwacht, dennoch ist das Risiko, sich über eine infizierte Tätowiernadel mit HIV oder Hepatitis anzustecken oder eine Wundinfektion zu bekommen, nicht ausgeschlossen. Vorsicht gilt auch im Ausland: Dermatologen raten dringend davon ab, sich in sichtbar unhygienischen Studios, am Straßenstand oder in einer Hütte tätowieren zu lassen (siehe auch Kasten S. 114).

Gift in den Farben

Auch die Farben haben es in sich: Mancher reagiert allergisch auf bestimmte Inhaltsstoffe. Zudem können Farben giftig sein, wenn sich der Hersteller nicht an die Tätowiermittelverordnung hält. Zwar sind bestimmte Stoffe verboten, aber eine Art Positivliste mit empfohlenen Farben gibt es nicht. Und es werden immer noch Farbpigmente verwendet, die eigentlich für die Industrie entwickelt wurden. Manche enthalten sogar Quecksilber, Arsen, Chrom oder Nickel. Wenn zudem zu tief gestochen wird, können auch kleinste Farbpigmente in die Lymphknoten gelangen oder sich in der Leber anreichern.

Nebenwirkungen

Ein Tattoo verändert die Haut. So kann die bebilderte Haut etwa um die Hälfte weniger Schweiß bilden als die normale. Dafür enthält der Schweiß mehr Salze als normal, da beim Tätowieren die Schweißdrüsen geschädigt werden können. Das kann zu Problemen bei der Temperaturregulierung und im Elektrolythaushalt führen – Sportlern oder körperlich schwer Arbeitenden wird daher von großen Tattoos eher abgeraten. Tattoos erschweren außerdem die Hautkrebsfrüherkennung. Ärzte raten auch dringend davon ab, sie sich über einem Muttermal stechen zu lassen.

Löschen, bitte!

Was tun, wenn sich der Geschmack, die berufliche oder private Situation verändert? Besonders ältere Menschen bereuen, dass sie sich tätowieren ließen, ergab die Umfrage der „Apotheken Umschau". Denn oft verblassen die Farben im Alter und wenn die Haut häufig der Sonne ausgesetzt ist. Ein Laser beim Hautarzt kann das ungeliebte Bild löschen, indem er die Farbpartikel „zerschießt". Allerdings: Bis zu zehn Sitzungen sind meist nötig, und grüne Pigmente lassen sich sehr schwer entfernen. Auch Nebenwirkungen wie Blasenbildung, Pigmentstörungen und Narben sind nicht auszuschließen.

Tattoos

Mit medizinischen Lasern lassen sich heute sogar großflächige Tattoos entfernen. Die Farbpigmente werden von dem gebündelten Licht in winzige Teile zerlegt, Immunzellen transportieren diese langsam ab. Besonders gut gelingt dies mit modernen Pikosekundenlasern. Dafür sind mehrere Sitzungen nötig, zwischen denen einige Wochen liegen sollten. Währenddessen ist UV-Schutz wichtig.

Souvenir auf der Haut

Tattoos am Urlaubsort? Keine gute Idee – also lieber Finger weg davon! Denn Infektionen und Allergien gibt's häufig als Zugabe. Und wer es dennoch nicht lassen kann: Achten Sie auf die Hygienezustände im Studio! Und: Am besten erst am Ende des Urlaubs tätowieren lassen, denn frische Tattoos dürfen nicht direkt in die Sonne. Während der Heilung auch vor Sonnencreme und Schweiß schützen. Weitere Tipps gibt das Bundesgesundheitsministerium im Internet auf www.safer-tattoo.de.

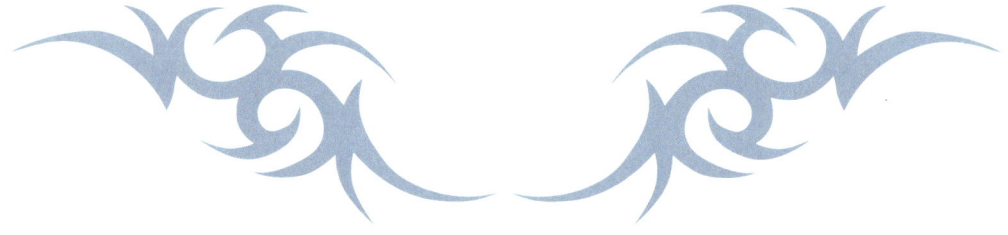

Vor dem Tätowieren

→ Informieren Sie sich im Vorfeld genau über das Studio, lesen Sie Bewertungen im Internet. Hilfreiche Informationen finden Sie auf https://safer-tattoo.de/sichergehen/.

→ Lange Wartezeiten können ein Indiz für Qualität sein.

→ Das Beratungsgespräch sollte alle Risiken zu Allergien und Entzündungen sowie die Informationen zu den verwendeten Materialien und zur Nachbehandlung des Tattoos umfassen.

→ Lassen Sie sich nach dem Tätowieren eine Liste geben, welche Farben, Farbstoffe und Pigmente genutzt wurden. Das kann bei der Entfernung eines Tattoos oder der Beurteilung von möglichen allergischen Reaktionen helfen.

Wichtig: Auf eine saubere Umgebung achten. Der Tätowierbereich sollte klar abgetrennt und gut desinfizierbar sein.

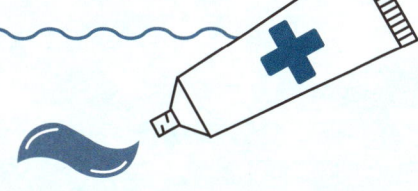

Nach dem Tätowieren
Frisch tätowierte Haut benötigt intensive Pflege.

→ Das fertige Kunstwerk wird mit einer Folie vor Infektionen geschützt. Nach etwa zwei Tagen kann die Folie entfernt und die Haut mit lauwarmem Wasser und einer milden Waschlotion vorsichtig gereinigt werden.

→ Nur sanft abtupfen, nicht reiben! Keinesfalls ein Peeling oder stark parfümierte Produkte verwenden!

→ Ein frisches Tattoo ist wie eine großflächige Schürfwunde: auf die gereinigte Haut mehrmals täglich eine wundheilende Creme (mit Panthenolzusatz) auf-

tragen – am besten ein leicht zu verteilendes Präparat. Und nicht kratzen – auch wenn es juckt, sonst können sich Narben bilden.

→ Während der Abheilung des Tattoos sollte man unter anderem auf Sonne, Sauna und Schwimmbäder verzichten und starkes Schwitzen vermeiden.

→ Mögliche Krusten keinesfalls entfernen, lediglich vorsichtig eincremen, bis sie sich vollständig von selbst ablösen.

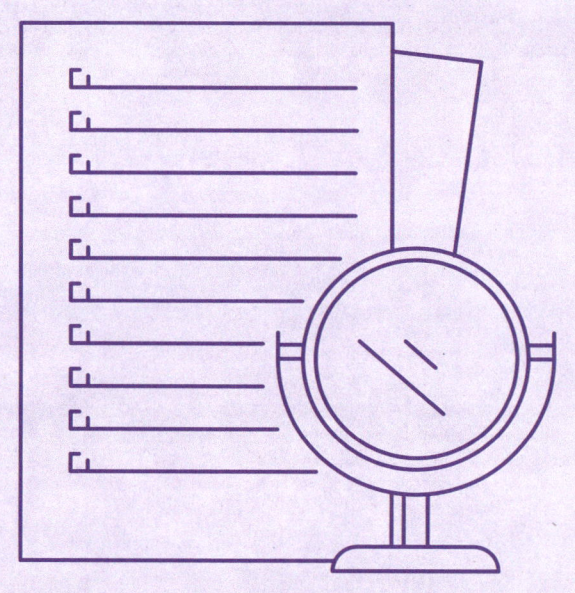

Sprechstunde

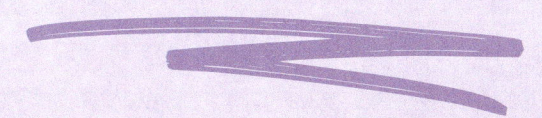

Wenn die Haut aus dem Gleichgewicht gerät,
kann das unterschiedlichste Ursachen haben.
Hier erfahren Sie alles über kleinere
und größere Hautprobleme.

Aufgeblüht?
Bitte nicht schon wieder ...

Pickel sind ein Teenagerproblem? Leider nein. Immer mehr Erwachsene, vor allem Frauen, sind von Hautunreinheiten betroffen. Eine umfassende Behandlung kann bleibende Schäden verhindern.

Die Akne ist eine der häufigsten dermatologischen Erkrankungen. Meist geht sie nach der Pubertät zurück. Immer häufiger leiden jedoch Erwachsene über 25 Jahren darunter, in Einzelfällen sogar bis zum Alter von Sechzig. Primär sind von der Akne tarda oder Spätakne Frauen im mittleren Alter betroffen. Doch woher kommt das neue „Aufblühen"?

Lifestyle?

Teilweise sind die Auslöser Lifestyle-bedingt. Man kann also selbst etwas dagegen tun. So steht etwa starkes Rauchen im Verdacht, Mitesserbildung und Falten zu fördern. Eine aktuelle italienische Studie rückt Stress als Pickelauslöser in den Fokus: Wer nervös ist, greift sich öfter mit den Händen ins Gesicht, verteilt so Bakterien auf der Haut und fördert weitere Pickel.

Die Ernährung spielt ebenfalls manchmal eine Rolle, insbesondere „schnelle" Zucker wie Fruktose, Glukose und Saccharose, aber auch Milch und Milchprodukte fördern bei Erwachsenen mitunter Pickel. Gut für das Hautbild scheint dagegen eine Ernährung mit viel Gemüse und wertvollen Pflanzenölen wie Lein- oder Rapsöl, aber wenig rotem Fleisch zu sein (siehe auch S. 14).

Oder die Hormone?

Klares Indiz für den Einfluss der Hormone: Wenn sich die Akne zyklisch, vor allem in der zweiten Zyklushälfte, deutlich verschlechtert – dann liegt meist ein Überwiegen männlicher Hormone, der sogenannten Androgene, vor. Bei manchen Frauen wird die späte Akne auch durch hormonelle Verhütungsmittel angeregt. Etwa durch solche, die bestimmte Gestagene enthalten, die ähnlich wie männliche Sexualhormone wirken. Bei anderen dagegen blühen die Pickel erst, nachdem eine Antibabypille abgesetzt wurde – ein Hinweis darauf, dass unter diesem Pillentyp die Akne-Neigung unterdrückt wurde. Die bereits vorher vorhandene hormonelle Disbalance tritt nach dem Absetzen des Medikaments wieder auf.

Hygiene für reinere Haut

Der erste Ansprechpartner ist der Hautarzt. Die anschließenden Therapien unterscheiden sich nicht wesentlich von denen der klassischen Akne bei Jugendlichen. Zum Beispiel die Hygiene-Empfehlungen: Betroffene sollten Handtücher und Bettwäsche regelmäßig waschen – am besten bei 60 Grad und mit einem Vollwaschmittel in Pulverform, da es keimabtötende Stoffe enthält. Möglicherweise verschreibt der Dermatologe Cremes oder Gele mit Wirkstoffen gegen Bakterien und Entzündungen. Vor allem gehören die richtige Reinigung und Pflege zur Behandlung. Zweimal täglich das Gesicht mit einem milden Gel waschen und mit einer nicht-komedogenen Pflege eincremen – also einem Produkt, das die Poren nicht verstopft.

Apotheken-Kosmetik bietet eine Reihe von Produkten an, die gut auf die Bedürfnisse der erwachsenen und unreinen Haut abgestimmt sind. Eine Sache, von der Betroffene egal welchen Alters die Hände lassen sollten, ist das Ausdrücken von Pickeln und Mitessern – das gehört in die Hände einer professionellen Kosmetikerin.

Hat die Akne eher hormonelle Ursachen, kann auch der Frauenarzt bei der Therapie helfen. Das gelingt nach Abwägung der Pro und Kontras beispielsweise durch eine antiandrogenhaltige Antibabypille. Wenn so ein Verhütungsmittel nicht genutzt werden kann und die Akne sehr ausgeprägt ist, kommen auch spezielle Hormonpräparate ohne Östrogen infrage. Sie können über mehrere Wochen verordnet werden. Die Aussichten einer hormonellen Behandlung sind sehr gut, Erfolge innerhalb von drei bis sechs Monaten zu erwarten. Betroffene brauchen in der Regel etwas Geduld, um herauszufinden, was bei ihnen den erwünschten Erfolg bringt.

Ansteckende Küsse

Hinter den verhassten Bläschen steckt er: der sogenannte Herpes-simplex-Virus ist der Auslöser für schmerzhafte Blasen, die zumeist an bzw. auf den Lippen auftreten. Wie Herpes gut behandelt werden kann und wann man damit lieber zum Arzt gehen sollte.

Häufig reicht schon ein Aufenthalt in der Sonne, um die Herpesviren zu aktivieren. Auch Infekte, Stress oder hormonelle Schwankungen können zum Ausbruch führen, ebenso Verletzungen, Zahnbehandlungen oder die Menstruation. Und sogar Ekelgefühle. Meist beginnt es mit Juckreiz und Brennen, nach etwa 12 bis 36 Stunden bilden sich kleine Bläschen, die im Verlauf aufplatzen und verschorfen. Manchmal treten zudem leichte Schmerzen oder ein allgemeines Krankheitsgefühl auf.

Der Hirnnerv als Viren-Versteck

Manche Menschen sind häufiger betroffen, andere haben so gut wie nie Probleme damit. Infiziert mit dem Herpesvirus sind wir jedoch fast alle, oft seit früher Kindheit. Das Immunsystem kann die Erreger meist nicht restlos beseitigen, sie ziehen sich in Nervenknoten (Ganglien) zurück. Ist das Immunsystem geschwächt, bricht Lippenherpes aus.

Achtung: Hinter Bläschen am Mund kann manchmal auch eine Gürtelrose stecken. Deshalb: Bitte zum Arzt, wenn die Bläschen anders aussehen oder sich weiter ausbreiten als sonst oder wenn man sich insgesamt schlecht fühlt.

Eile ist angeraten, wenn Symptome im Augenbereich auftreten. Bei Lippenherpes generell zum Arzt gehen sollten Kinder, Schwangere und Menschen mit geschwächtem Immunsystem. Auch für Säuglinge ist eine Infektion gefährlich, weil ihr Immunsystem den Erregern noch nicht Paroli bieten kann. Für ansonsten gesunde Menschen gibt es in der Apotheke spezielle Cremes mit virenhemmenden Wirkstoffen wie Aciclovir oder Penciclovir – sie helfen aber nur, wenn man sie sehr frühzeitig, also wenn's kribbelt, aufträgt. Produkte mit zusätzlichem Hydrocortison sollen gleichzeitig die Entzündungen lindern. Andere Präparate enthalten Wirkstoffe wie Zinksulfat, Docosanol oder Melissenextrakt.

Möglichst früh cremen

Wichtig: Virushemmende Cremes sollten schon bei den ersten Anzeichen angewendet werden. Dann besteht eine Chance, dass die Erkrankung kürzer und etwas leichter verläuft.

Alternativ eignen sich womöglich auch kleine folienähnliche Pflaster, die auf den Bläschen haften und vor einer Übertragung der Erreger durch Berühren schützen. Ein weiterer Vorteil: Im feuchtwarmen Milieu darunter heilen die Bläschen besser ab. Manche Patienten schwören dagegen auf ein batteriebetriebenes Gerät, das die Viren mittels eines Wärmeimpulses von etwa 50 Grad direkt an der Wunde bekämpfen soll.

Zur Behandlung verschorfender Bläschen eignen sich wundheilende Cremes mit Panthenol. Um das Risiko eines Rückfalls zu verringern, Lippenbalsam mit hohem Lichtschutzfaktor verwenden. In manchen Fällen einer Herpesinfektion verordnet der Arzt antivirale Wirkstoffe wie Aciclovir als Saft, Tabletten oder Infusion: etwa bei sehr starkem Befall oder wenn Medikamente genommen werden, die das Immunsystem unterdrücken.

To-dos

Der Herpes hat Sie erwischt? Dann sollten Sie folgende Regeln beachten, um sich und andere zu schützen:

→ Zum Auftragen der Creme Wattestäbchen verwenden.

→ Handtücher, Waschlappen und Geschirrtücher nicht mit anderen teilen und bei 60 Grad waschen oder Hygienespüler verwenden.

→ Nicht berühren – sonst können Erreger übertragen werden.

→ Zahnbürste wechseln – nach dem Abheilen!

→ Hände nach jedem Berühren der Bläschen gründlich waschen!

→ Küssen verboten – um die Erreger aus den hochinfektiösen Bläschen nicht zu verbreiten.

→ Kontaktlinsen meiden – um eine Infektion der Augen zu verhindern.

Das juckt mich nicht

Sommerzeit ist Insektenzeit. Jetzt kommen Quälgeister wie
Stechmücken, Wespen und Bienen zum Vorschein und können
einem den Aufenthalt im Freien ordentlich vermiesen.
Mit diesen Tipps halten Sie Mücken fern und versorgen
Bienen- und Wespenstiche richtig.

Wieso fliegen diese Plagegeister auf mich?

Mücken locken wir an mit unserem Körpergeruch und der Luft,
die wir ausatmen. Parfüms und sonstige Kosmetika verstärken
den Effekt, ebenso bunte und dunkle Kleidung. Deswegen: helle
Kleidung tragen, die möglichst viel Haut bedeckt, und vor der
Grillparty ohne stark duftendes Duschgel duschen, um die Insekten anziehenden Gerüche zu reduzieren. Bienen und Wespen
fliegen vor allem auf Lebensmittel und Getränke. Aber auch der
Blumenstrauß auf dem Kaffeetisch kann attraktiv auf sie wirken.

Warum stechen Bienen und Mücken?

Mücken wollen unser Blut. Die Weibchen der Stechmücken brauchen das darin enthaltene Eiweiß, damit ihre Eier reifen. Sie stechen bis zur Vene und saugen das Blut über ihren Rüssel auf.

Bienen, Wespen und Hummeln dagegen wehren sich mit ihrem
Stachel, wenn sie sich bedroht fühlen oder Nahrung gegen uns
verteidigen wollen.

Sonnencreme vor Insektenschutz auftragen?

Ja, erst kommt der UV-Schutz. 30 Minuten warten, bis er eingezogen ist, und dann das Insektenschutzmittel anwenden. Wer ohne
Pause beides schnell hintereinander aufträgt, riskiert, dass der
Sonnenschutz nicht richtig wirkt. Wichtig: Nach dem Schwim-
men ist beides von der Haut verschwunden und muss neu aufgetragen werden.

Was hilft bei Schwellungen und Juckreiz?

Eine kleine Quaddel nach einem Stich ist normal. Gegen Juckreiz
und Schwellungen können Sie ein Gel gegen Insektenstiche aus

der Apotheke auftragen. Wenn es zu einer stärkeren Schwellung und weiteren Beschwerden kommt, gehen Sie bitte zum Arzt.

In der Apotheken gibt es Hitzestifte. Direkt nach dem Stich angewendet, können sie Juckreiz und Schwellung deutlich verringern.

Was schützt mich am besten vor Mücken?

Alle verfügbaren Mittel (Repellents) verändern unseren Geruch, sodass Mücken ihn als unangenehm empfinden. Der Klassiker Icaridin ist wirksam und wird gut vertragen. Benutzt werden vor allem Sprays. Der Schutz hält rund sechs bis acht Stunden. Alle freien Hautstellen damit einsprühen, aber Wunden, Augen und Mund aussparen.

Noch effektiver ist der Wirkstoff DEET, der aber Hautreizungen auslösen kann. Er wird meist für Aufenthalte in tropischen Gegenden, wo Insekten auch gefährliche Krankheitserreger übertragen, empfohlen. Auch er wirkt bis zu acht Stunden.

Eine Alternative für die heimischen Gefilde sind pflanzliche Stoffe: Citriodiol aus dem Zitroneneukalyptusbaum und ätherische Öle, wie Teebaumöl und Bergamotteöl. Sie wirken aber weniger stark und lang.

Werden Krankheiten übertragen?

Heimische Stechmücken übertragen in seltenen Fällen auch Viren, die Symptome wie bei einer Erkältung oder Sommergrippe auslösen können. Zunehmend etablieren sich in Deutschland aber auch exotische Insekten, sogenannte invasive Mücken wie die Asiatische Tigermücke. Sie können die Erreger gefährlicher tropischer Erkrankungen weitergeben. Bisher sind aber in Deutschland keine von invasiven Mücken verursachten Ansteckungen bekannt.

Wie schützen sich Allergiker?

Schätzungsweise zwei bis drei Prozent der Bevölkerung haben eine Insektengiftallergie – ausgelöst durch Bienen und Wespen, sehr selten auch durch Mücken (exakte Zahlen gibt es nicht, da nicht jeder Betroffene weiß, dass er allergisch reagiert).

Allergiker sollten nach einem Stich sofort ihr vom Arzt verordnetes Notfallset einsetzen: Dieses besteht aus zwei Fläschchen mit einem Antihistaminikum- und Kortisonpräparat und einer Adrenalinspritze. Achtung: Bei Kindern kann das abweichen, am besten sich nach der Anweisung des Arztes richten. Langfristig empfiehlt sich eine spezifische Immuntherapie, bei der der Körper lernt, das Allergen zu tolerieren.

Wie verhalte ich mich nach einem Stich?

Nach einem Bienenstich zuerst den Stachel herausziehen. Die Stelle mit Alkohol desinfizieren und kühlen, etwa mit einem feuchten Waschlappen. Für unterwegs gibt es Kühlroller, -gele und -pflaster. Gegen Brennen, Jucken und Anschwellen hilft kühlendes Gel mit einem Antihistaminikum, essigsaurer Tonerde oder pflanzlichen Bestandteilen. Wichtig: nicht an den Einstichstellen kratzen, um eine Infektion zu vermeiden.

Wenn die Hände sich entzünden ...

Handekzeme zählen zu den häufigsten Hautleiden überhaupt. Rund sechs bis zehn Prozent aller Erwachsenen trifft es in Deutschland jedes Jahr – doch es gibt Hilfe.

Chronisches Handekzem: So lautet die Diagnose, wenn die Beschwerden mehr als drei Monate anhalten oder sie nach erfolgreicher Behandlung mindestens zweimal im Jahr wiederkehren. Dieses ist in mehr als 50 Prozent der Fälle beruflich bedingt – und gilt damit als Berufskrankheit Nummer eins in Deutschland. Zu den betroffenen Gruppen zählen unter anderem Friseure.

Feuchtigkeit macht Stress

Hände waschen – oft und gründlich – das ist oberstes Hygienegebot. Doch was dem Infektionsschutz dient, trocknet die Haut aus. Und paradoxerweise entsteht die Gefahr für die Haut immer dann, wenn es ihr zu feucht wird. Häufiger als zehnmal am Tag die Hände waschen oder länger als zwei Stunden wasserdichte Handschuhe tragen? Das stellt eine enorme Belastung dar und erhöht das Risiko für Kontaktekzeme: Die Hornschicht der Haut zieht Wasser und Feuchtigkeit an. Genau das schadet ihr: Sie quillt auf, die Anordnung gerät durcheinander, die Schutzfunktion geht verloren. Wie bei einer Backsteinmauer: Ist sie dauerhaft feucht, quellen die Steine auf, der ganze Verbund gerät aus den Fugen und wird instabil. Die Haut kann sich röten, jucken, brennen und rissig werden. Keime können eindringen und eine Entzündung auslösen. Besonders gefährdet sind Menschen mit sehr trockener Haut oder Neurodermitis.

Neben Feuchtigkeit schaden unserer Hülle vor allem Waschmittel, Chemikalien und andere reizende Stoffe – Menschen, die in ihrem Beruf häufig mit diesen Stoffen hantieren, wie zum Beispiel Raumpfleger oder Friseure, sind besonders gefährdet.

Detektivarbeit empfohlen

Am hilfreichsten ist natürlich, den auslösenden Stoff – so er bekannt ist – einfach wegzulassen. Deshalb ist die Ursachenforschung für eine erfolgreiche Therapie wichtig, zum Beispiel: Andere Handschuhe zu tragen als bisher. Oder die Hände nur zu waschen, wenn wirklich eine Notwendigkeit besteht. Auch bestimmte Arzneistoffe helfen der erkrankten Haut – behandeln jedoch nur die Symptome und nicht die Ursache des Handekzems.

Hilfe von der Genossenschaft

Für in ihrem Job Betroffene stellen die Berufsgenossenschaften Hautschutzpläne zur Verfügung, die unter anderem auflisten, welche Handschuhe für bestimmte Arbeiten geeignet sind und welche Hautpflegemittel vor und nach der Arbeit zum Einsatz kommen sollten. Ist das Ekzem als Berufskrankheit anerkannt, erstatten Genossenschaften oft die Kosten für spezielle Reinigungs- und Pflegeprodukte.

Fußpilz: ein lästiger Begleiter

Wer sich einen Fußpilz eingefangen hat, braucht mitunter viel Geduld, um ihn wieder loszuwerden. Doch so weit muss es gar nicht erst kommen – so schützen Sie sich vor dem unangenehmen Genossen.

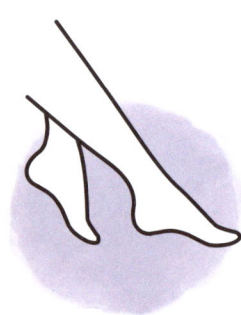

Trockenlegen!

Gefütterte Stiefel, dicke Socken – so rüsten wir unsere Füße gegen den Winter. Doch die mitunter feuchte Wärme, die in den Schuhen entsteht, mögen auch Pilze. Feuchtigkeit und Schweiß lassen die Haut zudem aufquellen, das begünstigt eine Ansteckung. Auch im Sommer lauert der Fußpilz – gerne auch in Schwimmbädern. Bei Schweißfüßen helfen Deos und luftiges Schuhwerk sowie absorbierende Einlagen. Wer sowieso zu Fußpilz neigt, verwendet am besten vorbeugend pilzhemmende Sprays aus der Apotheke.

Auch die Restfeuchtigkeit an den Füßen nach dem Duschen oder Baden fördert Pilzerkrankungen. Deshalb immer gut die Zehenzwischenräume abtrocknen. Am besten mit dem Handtuch nicht rubbeln, sondern die Haut behutsam abtupfen. Wichtig: Um Ansteckung zu vermeiden, sollte jeder im Haushalt ein eigenes Handtuch benutzen. Man kann die Füße auch mit moderater Temperatur föhnen. Das legt sie richtig trocken und hilft gut gegen feuchte Kammern zwischen den Zehen. Vorsicht gilt aber bei diabetesbedingten Nervenschäden – wenn man die Temperatur nicht spürt, drohen Verbrennungen.

So schützen Schuhe

Häufige Ansteckungsorte sind Hallenbäder und Saunen, wo viele Menschen barfuß über feuchte Böden gehen. Doch auch im Teppich eines Hotelzimmers können die Sporen überleben. Wichtigster Tipp, um eine Infektion zu verhindern: Badeschlappen oder Hausschuhe tragen. Wer sich vor Fußpilz schützen will, sollte außerdem optimal passende Schuhe wählen. Zu enge oder schlecht sitzende Schuhe führen zu kleinsten Verletzungen in den oberen Hautschichten, die das Risiko für eine Infektion erhöhen.

Mit 60 Grad gegen Pilze

Menschen mit einer gestörten Hautbarriere – zum Beispiel Diabetiker, die zu Durchblutungsstörungen neigen und häufig trockene und rissige Haut haben – sind besonders anfällig für Fußpilz. Sie sollten ihre Füße regelmäßig begutachten, sie nach kleinsten Verletzungen absuchen und intensiv pflegen. Um sich und andere vor einer Pilzinfektion zu schützen, gehört auch hier Hygiene zum Präventionsprogramm.

Also: Handtücher und Socken regelmäßig wechseln. Ideal sind Baumwollsocken, die man man bei 60 Grad waschen und so den Pilzsporen den Garaus machen kann. Wichtig: Auch Geräte wie Feilen und Scheren, die man zur Fußpflege benutzt, sollten anschließend mit einem Flächendesinfektionsmittel gereinigt werden.

Auslöser: Sonnenlicht

Wenn Ihre Haut die Sonne nicht verträgt, kann das verschiedene Ursachen haben. Wie Sie den Sommer trotzdem möglichst unbeschwert genießen

Sonnenallergie

Symptome: rötliche Flecken, Knötchen oder Bläschen, die stark jucken, gerne auf Dekolleté und Handrücken. Sie entstehen erst Stunden bis Tage, nachdem man der Sonne ausgesetzt war, und halten tagelang an. Frauen sind häufiger als Männer betroffen.

Ursache: Es handelt sich nicht um eine echte Allergie, sondern um eine Überempfindlichkeit des Immunsystems. Zeigen sich Symptome, war die Haut meist noch nicht an die Sonne gewöhnt. Vermutlich wird die Veranlagung vererbt.

Behandlung: Es helfen leichte kortison- oder antihistaminikahaltige Cremes und Gels.

Schutz: Die Sonnencreme sollte mindestens Lichtschutzfaktor (LSF) 30 haben und allergikerfreundlich sein. Meist bedeckte Hautareale langsam an die Sonne gewöhnen. Abhärtungsbestrahlungen durch den Hautarzt können in schweren Fällen die Toleranz erhöhen.

Mallorca-Akne

Symptome: juckende Knötchen mit rotem Rand oder kleine Pusteln. Sie zeigen sich wenige Tage nach dem ersten Sonnenbad der Saison oft auf Dekolleté, Schultern und Oberarmen und klingen langsam ab – sofern man die Sonne meidet. Trifft vor allem Frauen mittleren Alters, tritt aber viel seltener auf als Sonnenallergie.

Ursache: Die Haut kann zwar ähnlich aussehen, trotzdem ist es keine richtige Akne. Auslöser ist vermutlich das Zusammenspiel von UV-Licht und Lipiden oder Emulgatoren, wie sie etwa in Sonnencremes stecken.

Behandlung: Gegen den Ausschlag helfen dieselben Präparate wie bei der Sonnenallergie.

Schutz: Möglichst hohen und allergikerfreundlichen UV-Schutz auftragen. Empfehlenswert sind Sonnenschutz-Gele, die ohne Fettanteil und Emulgatoren auskommen. Wichtig auch: Die Haut langsam an das Sonnenlicht gewöhnen.

Lichturtikaria

Symptome: Schon binnen Minuten nach Sonnenkontakt treten juckende Quaddeln auf, die nach wenigen Stunden wieder verschwinden.

Ursache: Die Auslöser finden sich im Immunsystem und Blut der Patienten. Lichturtikaria ist sehr selten, mitunter tritt sie als Folge anderer Erkrankungen auf. Das sollte ärztlich abgeklärt werden.

Behandlung: Rötung und Quaddeln klingen so schnell ab, dass sie meist nicht behandelt werden müssen. Sonst helfen ebenfalls Antihistaminika und Kortisonpräparate.

Schutz: In sehr schweren Fällen können eventuell Arzneien, die das Immunsystem bremsen, oder Blutwäsche-Behandlungen den Ausschlag verhindern.

Phototoxische Reaktion

Symptome: scharf begrenzte, gerötete Hautareale, sehen aus wie starker Sonnenbrand. Die Reaktion kann sofort oder verzögert nach dem Kontakt mit der Sonne erfolgen. Mitunter bilden sich Blasen oder eine länger anhaltende Braunfärbung.

Ursache: sogenannte Photosensibilatoren. Sie kommen in Arzneien vor, aber auch in Kosmetika oder Wiesenpflanzen. Gelangen die Stoffe oder ihre Abbauprodukte auf oder in die Haut, reagieren sie im Zusammenspiel mit Licht mit den Hautzellen.

Behandeln: Wasser oder feuchte Umschläge kühlen. Zudem helfen feuchtigkeitsspendende oder kortisonhaltige Gels oder Cremes sowie Antihistaminika.

Schutz: Die Haut mit Sonnencreme und Kleidung schützen. Eventuell kann das Medikament nach Rücksprache mit dem Arzt getauscht werden. Aber bitte niemals eigenmächtig die Arzneien absetzen!

Photoallergische Reaktion

Symptome: unscharf begrenzte Rötungen oder juckender Ausschlag. Dieser kann auch nässen und verschorfen. Die Reaktion tritt erst beim zweiten Kontakt mit dem auslösenden Stoff auf.

Ursache: Dahinter steckt eine Immunreaktion, ausgelöst ebenfalls durch einen Photosensibilisator auf oder in der Haut. Die Stoffe kommen in Kosmetika und Medikamenten vor, etwa harntreibenden Arzneien oder Schmerzmitteln. In manchen Fällen verursachen chemische Filter in Sonnenschutzprodukten die Reaktion.

Behandlung, Schutz: Beides funktioniert wie bei der phototoxischen Reaktion.

Nicht ganz so rosig

Rote Wangen gelten eigentlich als frisch und gesund. Dahinter kann aber auch eine Hauterkrankung stecken – die Rosazea. Was gegen die dauerhafte Röte hilft.

Ein peinliches Missgeschick lässt uns erröten. Auch vom Joggen kommen wir als Rotbäckchen zurück. Beides ist ganz natürlich. Normalerweise fährt das System nach einiger Zeit wieder herunter – die Wangen nehmen ihren natürlichen Hautton an. Bei manchen Menschen ist das nicht so: Etwa vier Millionen Deutsche leiden unter Rosazea, einer entzündlichen, genetisch bedingten Erkrankung, meist ab dem mittleren Erwachsenenalter. Dann werden auch die Symptome meist deutlicher, dazu gehören: Rötungen, erweiterte Poren und sichtbare Äderchen. Die Haut spannt und brennt wie bei einem Sonnenbrand. Auch können Schwellungen, Knötchen, Eiterpickel und Entzündungen der Augen auftreten. Ein Teil der Patienten entwickelt eine rote, knotig-verdickte Nase.

Rot sehen

Rosazea ist chronisch und verläuft meist schubweise. Vor allem bei ausgeprägten Formen kann der psychische Leidensdruck oft enorm sein. Ursache ist vermutlich eine überzogene Immunreaktion. Heilen lässt sich die Krankheit bisher zwar nicht, doch mit der richtigen Therapie und einem angepassten Lebensstil kann man sie relativ gut in den Griff bekommen. Die beste Unterstützung bietet dabei der Hautarzt. Er kann die Diagnose sichern und stadiengerecht eine Therapie verordnen, die den Verlauf von Rosazea positiv beeinflusst. Allerdings ist Geduld angesagt: Bis die Behandlung anschlägt, können mehrere Wochen oder Monate vergehen.

Runterfahren

Bei schwereren Krankheitsverläufen helfen Cremes und Gels mit den Wirkstoffen Metronidazol, Iver-

Was die Rosazea verstärkt

→ direkte Sonne oder Solarienbesuche

→ Wechselduschen und Saunagänge

→ Stress und Aufregung

→ körperliche Anstrengung

→ scharfes Essen, zum Beispiel mit Chili, heiße Getränke und Alkohol

Weitere Informationen zum Thema finden Sie im Internet z. B. unter www.rosazeahilfe.de.

mectin oder Azelainsäure. Kommen Entzündungen und Pusteln hinzu, verschreibt der Hautarzt zusätzlich meist niedrig dosierte Antibiotika, in schweren Fällen auch Präparate mit Isotretinoin, die die Größe der Talgdrüsen verringern. Bei extremen Formen von Rosazea kommen zudem Laserbehandlungen und operative Methoden zum Einsatz.

Man kann aber auch selbst einiges tun, um der Haut zu helfen – besonders bei einer leichten Ausprägung der Erkrankung. Wichtig: die empfindliche Haut nicht zusätzlich reizen. Dazu eignen sich Pflegeprodukte aus der Apotheke, die für empfindliche, allergische und erkrankte Haut geeignet sind. Sie wirken meist kühlend und mildern Rötungen. Außerdem enthalten sie keine unnötigen Duft- und Konservierungsstoffe oder reizende Zusatzstoffe wie Alkohol. Auch gut: leichte Emulsionen mit hohem Anteil an Thermalwasser. Zudem sollte man immer Tagespflege mit Lichtschutzfaktor verwenden und bei starker Sonnenintensität zusätzlich Lichtschutzfaktor 50 auftragen.

Zum Reinigen am besten milde, feuchtigkeitsspendende Präparate verwenden. Je nach Hauttyp kann es zum Beispiel ein sanftes Reinigungsfluid oder eine -milch sein. Auch spezielle hautneutrale und seifenfreie Waschsyndets oder -gels speziell für Rosazea-Haut gibt es. Vorsicht allerdings bei stark fetthaltigen Pflegeprodukten und hautreizenden Inhaltsstoffen wie etwa Hyaluronsäure oder Vitamin C. Auch Peelings mit groben Partikeln sind kontraproduktiv, sie kurbeln die Durchblutung zu sehr an. Wichtig zudem: Nicht zu heiß oder zu kalt waschen oder rubbeln – auch das lässt die betroffenen Partien noch mehr erröten.

Auf Grün setzen

Am liebsten möchte man das Rot natürlich verschwinden lassen. Das geht in leichten Fällen ganz gut mit Make-up. Grundregel: Wer Rot sieht, greift zur Komplementärfarbe Grün. Dazu gibt es getönte Tagescremes, Make-up-Produkte, Concealer und Abdeckstifte, die einen grünlichen Ton haben und so das Rot neutralisieren. Keine Sorge, wenn man das gut verteilt und verblendet, „verschwindet" der Grünton. Das Make-up sollte zudem keine Duftstoffe, synthetischen Farb- oder Konservierungsstoffe enthalten. Außerdem sollten die Produkte nicht-komedogen sein, also keine Stoffe enthalten, die Hautunreinheiten fördern. Lassen Sie sich am besten in der Apotheke beraten.

Zum Aus-der-Haut-Fahren

Bis zu drei Prozent der Erwachsenen leiden unter dem atopischen Ekzem, besser bekannt als Neurodermitis. Die richtige Therapie für die chronische Erkrankung mit starkem Juckreiz zu finden, ist Detektivarbeit.

Neurodermitis hat zum einen eine genetische Grundlage, die bedingt, dass der Schutzwall der äußersten Hautschicht instabil ist. Neurodermitiker neigen oft auch zu Allergien. Faktoren wie Ernährung, Klima oder chemische Reize können ebenfalls einen Schub fördern. Auch die Seele, so zeigen Studien, hat ihren Einfluss.

Basispflege

Bei Neurodermitis reagiert die Haut empfindlicher auf äußere Reize, trocknet aus und juckt. Intensive Hautpflege bildet die Basis der Therapie. Doch wie findet man die richtige Pflege? Es ist wichtig, sich von Arzt und Apotheker beraten zu lassen. Die Erfahrung zeigt zudem, dass man immer ausprobieren muss, was der Haut am besten passt. Zwar braucht sie bei Neurodermitis Fett und Feuchtigkeit. Je nach Jahreszeit und Lebensalter genügt aber oft eine leichte Pflegelotion mit Feuchthaltefaktoren wie zum Beispiel Harnstoff oder Glyzerin. Das gilt auch, wenn man viel Sport treibt und schwitzt. Aber: harnstoffhaltige Cremes nicht auf offene Stellen geben – hier eventuell zusätzlich antiseptische (keimhemmende) Salbe verwenden. Für besonders trockene Stellen empfehlen sich rückfettende Intensivcremes. In der Apotheke gibt es spezielle Pflegeserien für Neurodermitiker, die frei von Duft- und Konservierungsstoffen sind.

Möglichst nicht kratzen! Wer dem Juckreiz nachgibt, schwächt die Hautbarriere noch mehr, Entzündungen verschlimmern sich – ein Teufelskreis beginnt.

Im akuten Schub wird der Arzt beispielsweise kortisonhaltige Salben als Kurztherapie verschreiben. Um Nebenwirkungen zu vermeiden, ist es wichtig, sich genau an die Therapie-Empfehlungen zu halten. Um die Kortisonmenge zu minimieren, setzen Hautärzte im Akutfall auch andere Wirkstoffe ein, die den Juckreiz betäuben und die Entzündung hemmen. In den letzten Jahren haben Wirkstoffe in der Schubtherapie an Bedeutung ge-

wonnen, die das Immunsystem der Haut beeinflussen. Diese Calci-
neurin-Antagonisten (Wirkstoffname endet auf -crolimus) werden
vor allem in Bereichen eingesetzt, wo Kortison die Haut schnell dünner macht, etwa im Gesicht. In den seltenen Fällen, in denen sich
ein Schub nicht durch diese Wirkstoffe beherrschen lässt, kann bei
Erwachsenen auch eine kurzzeitige Einnahme von Medikamenten
(z.B. mit Kortison) helfen.

Relativ neu ist der gentechnisch hergestellte Wirkstoff Dupilumab,
der regelmäßig als Spritze verabreicht wird. Das Mittel kommt
wegen des hohen Preises und geringer Langzeiterfahrungen nur bei
Patienten mit mindestens mittelschwerer Neurodermitis infrage,
denen konsequente Hautpflege und äußerliche Mittel zur Akutther-
apie nicht helfen.

Umschläge, Bäder und Duschen

Feuchte Umschläge können einen juckreizstillenden, kühlenden
Effekt haben, z.B. mit Schwarztee, denn die darin enthaltenen Gerbstoffe wirken zusammenziehend. Wissenschaftliche Beweise für die
Wirksamkeit gibt es nicht – am besten ausprobieren bzw. mit dem
Hautarzt besprechen. Ebenso, ob Badeöl oder Meersalz-Anwendun-
gen sinnvoll sind. Ist die Haut aufgekratzt, brennt Salz und erzeugt
Irritationen. Eine sogenannte Balneotherapie, die Wannenbäder
z.B. mit Salz und UV-Behandlungen kombiniert, wird seit Oktober
2020 von den gesetzlichen Krankenkassen übernommen. Generell
gilt: Eine kurze und lauwarme Dusche sollte man einem langen
Bad vorziehen. Dabei die betroffenen Hautstellen nicht einseifen,-
allenfalls eine hautneutrale Reinigung benutzen. Statt Abtrocknen
die Haut nur sanft abtupfen und hinterher immer ein rückfettendes
Produkt nutzen.

Auf Kleidung achten

Kleidung mit glatten Fasern wie Baumwolle, Seide oder Leinen
tragen und am besten nicht zu warm anziehen – Schweiß reizt die
Haut. Silberhaltige oder -beschichtete Wäsche verringert Studien
zufolge die Besiedlung der Haut mit dem Bakterium Staphylococcus
aureus – was sich positiv auf den Heilungsprozess der Ekzeme
auswirken kann. Auf Weichspüler verzichten: Es wird diskutiert,
ob die fettlösenden Inhaltsstoffe die Haut schädigen.

Wenn die Haut sich schuppt

**Heilbar ist Schuppenflechte (Psoriasis) leider nicht –
aber mit der richtigen Therapie kann man die chronische
Hautkrankheit gut in den Griff bekommen.**

Rund zwei Millionen Menschen in Deutschland sind von Schuppenflechte betroffen. Viele leiden nicht nur unter den Symptomen wie stark schuppenden Hautstellen. Manchmal ist die Psoriasis auch von einer schmerzhaften Gelenkentzündung (Psoriasis-Arthritis) begleitet. Oft ebenfalls sehr belastend ist, wie unwissende Mitmenschen auf die sogenannten Plaques reagieren: die trockenen, teilweise rot entzündeten, zumeist mit weißlichen Schuppen bedeckten Hautstellen. Deshalb vorab:- Psoriasis ist genetisch bedingt, nicht ansteckend und nicht durch einen Mangel an Hygiene ausgelöst.

Kortison und Vitamin D3

Nicht verstecken, sondern schnell behandeln lassen, ist der wichtigste Schritt, um die Psoriasis effektiv zu lindern. Die medizinische Behandlung baut auf drei Säulen: Die äußerliche Therapie, die Immunmodulation, also die Korrektur einer fehlgeleiteten Immunantwort, und die Lichttherapie in Form von UV-Bestrahlung. Letztere wird seit Jahrzehnten eingesetzt, kann aber auf Dauer schaden und das Risiko, an Hautkrebs zu erkranken, erhöhen.

Am wirkungsvollsten bei der äußerlichen Therapie gilt derzeit die Behandlung mit Kortisonpräparaten oder Vitamin-D-Analoga (Vitamin-D-ähnlichen Substanzen) – in Form von Creme, Salbe oder Schaum. Auch eine Kombination der beiden Präparatarten ist möglich und kommt zum Einsatz, wenn die einzelnen Präparate nicht effektiv genug sind. Bei schwereren Verläufen werden zudem Medikamente zum Einnehmen verschrieben oder Spritzen, die ins Immunsystem eingreifen. Zusätzlich zur medizinischen Behandlung ist eine gute Hautpflege wichtig, die rückfettend wirkt und die Fähigkeit der Haut steigert, Feuchtigkeit zu speichern.

Wiederaufbau der Barriere

Die tägliche Hautpflege ist die Basistherapie, sie muss die gestörte Hautbarriere wiederaufbauen, zum Beispiel mit Ceramiden und freien Fettsäuren. Als fester Bestandteil der Pflege werden auch harnstoffhaltige Präparate (5 bis 10 Prozent) empfohlen – Urea bindet die Feuchtigkeit in der Epidermis. Zwar gibt es alternative Produkte mit pflanzlichen Wirkstoffen wie Ballonrebe, Kurkuma, Färberdistel und Weihrauch – doch nur wenige Studien zu deren Wirksamkeit. Die Basispflege, auch für nicht akute Phasen, sollte mit dem Hautarzt abgestimmt werden. Bei milden Verläufen kann man sich auch in der Apotheke beraten lassen.

Möglichst frei von ...

Wichtig: Für die Hautreinigung sanfte Produkte wählen (z.B. für allergische Haut). Kosmetische Produkte sollten möglichst frei sein von Duftstoffen, irritierenden Inhaltsstoffen wie ätherischen Ölen, Silikon, Mineralölen, Parabenen, Sulfaten und Quats, Ammoniumverbindungen, die häufig unter der Bezeichnung Quaternium-80 in der Inhaltsstoffliste stehen.

Gut zu wissen bei Schuppenflechte

→ Lauwarm und nicht zu häufig duschen, auch milde Reinigungsprodukte nur sparsam verwenden

→ Regelmäßig gegen Grippe impfen lassen – auch Infektionen können die Psoriasis akut verschlechtern

→ Bauchfett abbauen

→ Sollen Medikamente verordnet werden, den behandelnden Arzt auf die Schuppenflechte hinweisen! Manche Arzneimittel können Schübe begünstigen.

→ Auszeiten einplanen und Stress vermeiden

→ Bauchfett abbauen – dort werden entzündliche Botenstoffe vermehrt produziert, ein Zusammenhang mit Psoriasis ist erwiesen. Daher: mehr Bewegung, mehr gesunde Fette (Rapsöl, Leinöl), weniger Zucker

→ Auf gesunden Lebensstil achten – ohne Zigaretten und Alkohol. Betroffene leiden häufiger an Diabetes, hohem Blutdruck und Gefäß- wie Herz-Kreislauf-Erkrankungen.

Sensible Haut = Allergie?

Reagiert die Haut empfindlich und gereizt, vermuten viele
eine Allergie. Das kann, muss aber nicht der Auslöser sein.
Oft ist es auch der falsche „Umgang" mit der Haut.

Ohrringe auf Platz 1

Angeführt wird die „Allergen-Hitliste" von Nickel, das etwa in
Modeschmuck oder Knöpfen steckt. 15 Prozent der Deutschen
sind davon betroffen. An zweiter Stelle folgen kosmetische
Substanzen wie die Duftstoffe Benzylalkohol, Eugenol oder Citral
sowie Konservierungsmittel. Kontaktallergie ist ein Problem,
das gut zu umgehen ist – sofern man die individuellen Auslöser
zweifelsfrei kennt. Das setzt eine sachgerechte Diagnostik beim
Arzt voraus, zum Beispiel einen sogenannten Epikutantest.
Dabei werden kleine Pflästerchen mit den infrage kommenden
Allergie-Auslösern auf dem Rücken aufgebracht. Je nach Haut-
reaktion ergeben sich daraus wichtige Hinweise, was der Patient
nicht verträgt.

Diese Stoffe werden anschließend in einem Allergiepass gelistet –
der unter anderem die Suche nach geeigneter Kosmetik erleich-
tert. Apotheker können über eine Datenbank die Bestandteile aller verfügbaren Hautpflegeprodukte genau prüfen und Präparate
ohne die jeweiligen Problemstoffe anbieten. Das schützt Patienten vor unerfreulichen Überraschungen wie Rötungen, Pusteln
oder Juckreiz.

Reizende Stoffe

Neben Kontaktallergien kann auch Sonnenlicht entzündliche
Prozesse in der Haut begünstigen – lange bevor ein Sonnenbrand
entstanden ist. Dazu kommen Reizungen durch Schadstoffe,
Lösungs- und Reinigungsmittel. Auch die Nerven stehen mit
Hautproblemen in Verbindung, wie die Forschung auf dem
Gebiet der Psychoneuro-Allergologie beweist.

Schlägt unsere Hülle Alarm, fragen viele Betroffene in der Apotheke nach rezeptfreien Präparaten, zum Beispiel Salben mit

hautberuhigenden Stoffen wie Panthenol. Vor allem Mittel mit Hydrocortison unterbinden entzündliche Prozesse in der Regel schnell – unabhängig von der Ursache. Ein Nachteil: Die Haut sollte damit nicht großflächig behandeln werden.

Ist die Tube leer und die Beschwerden bestehen dennoch weiter, muss der Arzt helfen, indem er eine genaue Diagnose stellt und gegebenenfalls in einer großen Bandbreite verschreibungspflichtiger Kortisonpräparate die Lösung findet, die ohne große Nebenwirkungen bestmöglich hilft.

Schaum-Schutz für die Barriere

Einen wichtigen Beitrag zur Hautgesundheit kann aber jeder selbst leisten – schon bevor es zu Reaktionen kommt. Wer etwa zu oft und zu lange heiß duscht, kann empfindliche Haut bekommen. Denn dadurch würden hauteigene Lipide herausgewaschen. Im Idealfall garantieren diese Lipide im Zusammenspiel mit anderen körpereigenen Stoffen eine intakte Barriereschicht, die weder Schadstoffe noch Allergene in die Haut lässt.

Allergie oder nicht?

Allergische Reaktionen der Haut werden oft mit Unverträglichkeit gleichgesetzt. Aus medizinischer Sicht ist das falsch: Bei einer Allergie bildet das Immunsystem unabhängig vom Hautzustand Antikörper gegen einen eigentlich harmlosen Umweltstoff. Dieser Stoff, zum Beispiel Nickel oder Wollwachs, wird von Nichtallergikern problemlos vertragen.

Eine Unverträglichkeit ist ebenfalls eine Antwort des Immunsystems auf eine bestimmte Substanz. Dabei werden aber keine Antikörper gebildet, die Unverträglichkeit kann auch nur vorübergehend auftreten. Wer eine geschwächte Hautbarriere hat, ist anfälliger für Unverträglichkeiten.

Vor allem sogenannte waschaktive Substanzen, die in vielen Shampoos und Duschgelen enthalten sind, können diese Barriere schwächen. Je stärker sie beschädigt ist, desto sensibler reagiert die Haut.

Verzichtet man auf schäumende Pflegeprodukte und verwendet stattdessen nur punktuell – zum Beispiel unter den Achseln – feste Seife, sinkt der Stresslevel für die Haut deutlich. Beim Haarewaschen hilft es, das Shampoo kopfüber auszuwaschen.
So läuft der Schaum nicht den Körper hinab und kann die Haut nicht reizen. Zu Trockenheit neigende Haut nicht trocken rubbeln, denn das wirkt wie ein grobes Peeling. Lieber behutsam trocken tupfen und sofort mit rückfettenden Produkten eincremen.

Kontakte im Kleiderschrank
Auch im Kleiderschrank lassen sich Problemquellen ausschließen: Mechanischer Stress, etwa durch Wolle, ist Gift für empfindliche Haut. Seide ist in Ordnung, Baumwolle noch besser. Außerdem: Auf duftende Weichspüler verzichten, auch das senkt das Risiko für allergische Reaktionen.

Allergien durch Kosmetik?
Duftstoffe sind die häufigsten Auslöser einer Kontaktallergie, gefolgt von Konservierungsmitteln wie Methylisothiazolinon. Solche Stoffe komplett zu verbieten bringt wenig, wie ein viel diskutiertes Beispiel zeigt:

Parabene werden von den meisten Menschen gut vertragen. Würde man sie verdammen und durch neue Substanzen ersetzen, sei es eventuell nur eine Frage der Zeit, bis auch diese Stoffe Allergien auslösen. Rat der Ärzte: Auf „Kosmetik-Hopping" verzichten, sondern Produkten, die man gut verträgt, treu bleiben. Je mehr verschiedene Stoffe auf die Haut gelangen, desto größer wird das Risiko einer allergischen Reaktion.

Angst vor Cremes?
Auf keinen Fall sollte man aus Furcht vor Reaktionen komplett auf Kosmetika verzichten. Gut für den Aufbau einer gesunden Hautbarriere sind Kosmetika, die nur wenige, dafür aber sinnvol-

le Inhaltsstoffe enthalten – zum Beispiel Feuchtigkeit speichern-
de Substanzen wie Glyzerin oder Harnstoff (Urea) sowie hochwertige Fette, die unsere Haut gut verarbeiten kann. Zusammen
mit Sonnenschutzmitteln und sanften Reinigungsprodukten können solche Cremes helfen, sensible Haut zu stärken. Man kann
also mit der richtigen Pflege viel erreichen. Und es gibt heute
sehr gute Produkte, die sowohl von Allergikern als auch Neuro-
dermitikern gut vertragen werden.

Welche Produkte individuell am besten helfen, kann man in
einem Halbseitenversuch herausfinden: Tragen Sie zum Beispiel
auf der einen Seite Ihres Gesichts eine etwas fettigere Lipolotion
auf. Die andere Seite cremen Sie mit einer leichteren Hydrolo-
tion ein. So wird man schnell sehen, was einem besser bekommt.

Heller gleich sensibler?
Helle Haut wird häufig als sensibler wahrgenommen, etwa
weil sie auch schneller und stärker auf Sonnenlicht reagiert.
Wissenschaftlich gesicherte Zusammenhänge zwischen
Hautkolorit und Allergie oder Unverträglichkeiten gibt es allerdings nicht. Und es gibt auf allen Kontinenten Überreaktionen
auf bestimmte Stoffe – egal welche Hautfarbe.

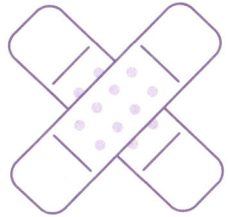

Das stört mich aber

Nobody is perfect – doch den ein oder anderen kleinen
Schönheitsmakel würde man vielleicht trotzdem gerne beheben.
Mit diesen kleinen Eingriffen beim Hautarzt klappt's.

Besenreiser

Schimmern kleine Venen rötlich-blau durch die Haut, spricht
man auch von Besenreisern. Behandeln lassen sich diese
mit dem Laser (speziell, wenn sie bläulich sind) oder einem Ver-
ödungsmittel, das in die feinen Äderchen gespritzt wird. Beim
Sklerosieren werden die Äderchen verödet, d.h. mit einer mini-
dünnen Nadel eine spezielle Substanz eingespritzt und quasi
verklebt. Beim Lasern passiert das von außen durch Wärme. Danach sollte man für drei Wochen Kompressionsstrümpfe tragen.

Muttermale

Muttermale, die kosmetisch stören, sowie harmlose Warzen lassen sich per Shave-Exzision oder Kürettage entfernen. Dabei werden sie mit einer flach angesetzten Klinge oder einer scharfen
ringförmigen Kürette abgetragen. So entsteht eine oberflächliche
Wunde, die bei Lichtreiz dazu neigt, Pigment einzulagern – daher
besser anschließend Sonnenschutz auftragen – auch im Winter.
Das gilt auch für Alters- und Sonnenflecken, die vom Hautarzt
mit dem Laser (z.B. Rubinlaser) entfernt werden.

Grauschleier und Fältchen

Es lässt die Haut frischer aussehen und beseitigt zudem große
Poren, Pigmentflecke sowie feine Narben und Fältchen. Doch wer
schön sein will, muss ein wenig leiden. Beim medizinischen
Peeling schädigen Säuren und andere chemische Substanzen die
obersten Hautschichten – je nach Anwendung unterschiedlich
tief. Dadurch regeneriert sich die Haut und bildet dabei neues
Kollagen. Während der Heilungszeit ist direkte Sonne tabu.

Aktinische Keratose

Die Haut schuppt, teils ist sie rötlich-braun verfärbt: Vor allem
bei älteren Menschen kann hinter solchen Veränderungen eine

aktinische Keratose stecken. Die ist an sich nicht gefährlich, gilt aber als Vorstufe von weißem Hautkrebs. Eine mögliche Behandlungsmethode ist die photodynamische Therapie, mit der sich auch größere betroffene Bereiche gut behandeln lassen: Dabei wird auf die Haut eine Creme aufgetragen, die in den kranken Zellen die Produktion eines photoaktiven Stoffs anregt. Unter Einfluss von UV-Licht entsteht aggressiver Sauerstoff, der die Zellen zerstört. Eingesetzt werden kann dazu natürliches Sonnenlicht. Mithilfe von UV-Licht-Lampen lässt sich die Dosis allerdings exakter bestimmen. Manche Experten raten daher eher zu einer Therapie im Winter.

Narben und Blutschwämmchen

Selbst wenn die eitrigen Pusteln verschwunden sind, hinterlässt eine Akne oft rötliche Verfärbungen und Narben. Mit einer Laserbehandlung lässt sich das Hautbild deutlich verbessern. Zum Einsatz kommt etwa ein CO_2-Laser, der auch tiefere Narben glätten kann. In Kurzzeitnarkose wird die oberste Hautschicht mit dem Laser abgetragen. Die Patienten sollten für mehrere Wochen auf Lichtschutz achten. Auch kleine Blutschwämmchen und Warzen lassen sich mit einem Laser entfernen.

Mimikfältchen

Wer sich an seinen Mimikfalten an Stirn oder um Auge oder Mund herum stört, kann diese mit einer Botulinumtoxin-Behandlung glätten lassen. Der Stoff, besser bekannt als Botox, stammt ursprünglich aus Bakterien. Er wird gezielt in die mimische Muskeln eingebracht und unterbricht vorübergehend die Übertragung des Nervenimpulses und damit die Aktivität des Muskels. Die Haut darüber kann sich so „entspannen" und sogar regenerieren, dadurch sieht sie glatter aus. Laut Studien soll sich sogar die Hautstruktur verbessern.

Weniger ist mehr lautet inzwischen die Devise: Damit das Ergebnis möglichst natürlich aussieht, werden oft nur ganz geringe Mengen Botox in die Haut eingebracht. Grundsätzlich sollte man eine Behandlung mit Botox jedoch nicht auf die leichte Schulter nehmen und daher nur von einem erfahrenen Dermatologen durchführen lassen.

Impressum

Schöne Haut
ISBN 978-3927216563
PZN: 16893460

1. Auflage 2021, Wort & Bild Verlag
Konradshöhe GmbH & Co. KG
Konradshöhe 1, 82065 Baierbrunn
Handelsregister: Amtsgericht
München HRA 44980
USt-ID-Nr. DE 130750628

Geschäftsführer: Andreas Arntzen
(Vorsitzender), Dr. Dennis Ballwieser
Chefredakteur: Dr. Dennis Ballwieser

© 2021 Wort & Bild Verlag
Konradshöhe GmbH & Co. KG
82065 Baierbrunn
Handelsregister: Amtsgericht
München HRA 44980

Texte: Margit Hiebl
Koordination: Christine Kluge
Lektorat: Eva-Maria Hege
Grafik & Satz: Irene Schulz,
Umschlaggestaltung: Sabine Schröder
Katharina Burmester
Redaktionsleitung Isartal Health Media:
Dr. Nicole Lauscher
Bildbearbeitung: Gianna Pilloni
Produktion: Angelika Emmert
Druck: Grafisches Centrum Cuno
GmbH & Co. KG, Calbe

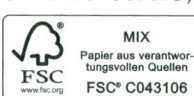

MIX
Papier aus verantwor-
tungsvollen Quellen
FSC® C043106
FSC
www.fsc.org

Im Vertrieb der Edel Verlagsgruppe
Edel Germany GmbH,
Neumühlen 17, 22763 Hamburg,
buchvertrieb@edel.com

Hinweis Die Ratschläge in diesem Buch wurden sorgfältig von Autoren und Verlag erarbeitet und geprüft. Erkrankungen gehören in ärztliche Behandlung. Das Buch kann daher keinen ärztlichen Rat ersetzen.

Das Layout dieses Buches wurde lizenziert von der ZS Verlag GmbH
Konzept und Projektleitung:
ZS Verlag GmbH
© 2021 ZS Verlag GmbH
Kaiserstraße 14 b, 80801 München
ZS - Ein Verlag der Edel Verlagsgruppe

Bildnachweis:
F-dor/shutterstock: S. 113
Irene Schulz: S. 6, 16, 28, 31, 48, 52, 55 unten, 68, 73, 75, 76, 79, 84, 91, 92, 98, 106, 108, 114, 115, 139, Umschlagklappe vorne außen
Marina Shevchenko/shutterstock: S. 18, 33, 34, 36, 37 Mitte links, 53, 63, 65, 90, 93, 94, 95, 100, 101, 107 (Tiegel), 109, 112, 116, 120, 126, Umschlagklappe vorne innen, Umschlagklappe hinten innen rechts
Small shrimp/shutterstock: Coverillustration
Irina Strelnikova/shutterstock: S. 17, 18, 23, 24, 25, 37 oben und rechts, 42-43, 44, 45, 52, 54, 55 oben, 74, 88, 89, 107 (Gesicht), Umschlagklappe hinten außen und hinten innen links
Nachbearbeitung ZS-Verlag:
W&B Michelle Günther S. 9
W&B Astrid Zacharias S. 11
W&B Szczesny/ Jörg Neisel S. 12
W&B Martina Ibelherr S. 71